リハビリテーション用語の起源を訪ねる

The Origins of Terms
in Rehabilitation Medicine

芳賀信彦　編著

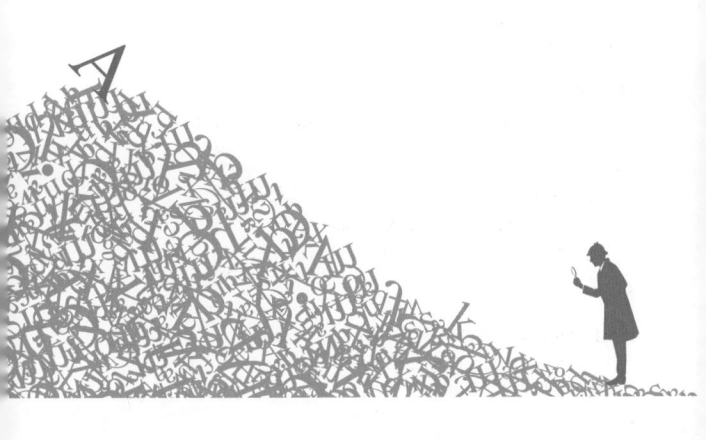

医歯薬出版株式会社

This book was originally published in Japanese
under the title of :

RIHABIRITĒSHON-YŌGO-NO KIGEN-WO TAZUNERU
(The Origins of Terms in Rehabilitation Medicine)

Editor :
HAGA, Nobuhiko
   Department of Rehabilitation Medicine,
   Graduate School of Medicine, The University of Tokyo

© 2019 1 st ed.

ISHIYAKU PUBLISHERS, INC.
   7-10, Honkomagome 1 chome, Bunkyo-ku,
   Tokyo 113-8612, Japan

執筆者一覧

編著者（担当項目）

芳賀信彦
東京大学大学院医学系研究科リハビリテーション医学

(Apgar score, Barthel index, Bobath method, Brodmann areas, Down syndrome, Hugh-Jones classification, Tinel sign, von Recklinghausen disease)

執筆者（担当項目）

塩田悦仁
福岡大学病院リハビリテーション科

(Charcot joint, Duchenne muscular dystrophy, Froment sign, Lasègue sign, Marfan syndrome, Ranvier's nodule, Schwann cell, Seddon classification)

武田克彦
文京認知神経科学研究所

(Alzheimer disease, Broca aphasia, Gerstmann syndrome, Hoehn-Yahr grading stage, Liepmann disease, Parkinson disease, Wallenberg syndrome, Wernicke aphasia)

津村 弘
大分大学医学部整形外科学講座

(Babinski reflex, Cobb angle, Codman exercise, Frankel classification, Lofstrand crutch, Phalen test, Trendelenburg sign)

蜂須賀研二
労働者健康安全機構九州労災病院門司メディカルセンター

(Ashworth scale, Borg scale, Brunnstrom stage, Chaddock reflex, Chopart disarticulation, Horner syndrome, Katz index, Syme amputation)

はじめに

リハビリテーション診療に限らず，医療現場には人名のついた病名，検査法，評価法，治療法が溢れている．解剖用語も同様である．いずれも発見や開発にかかわった人物に基づいて名付けられている．学生時代にはこれらを覚えるのに大変苦労したが，医師になり専門分野がある程度絞られてくると，繰り返しその用語を使うようになり，自然と身に付くようになった．しかしその人物についてはあまり詳しく知らないものがほとんどである．

私が小児整形外科や障害児の診療を専門にしてしばらく経った 1996 年，東大整形外科の故黒川髙秀教授から勧められ，米国サンフランシスコで行われた 24th Pediatric Orthopedic International Seminar に参加した．このセミナーは小児整形外科学のバイブルともいわれる Tachdjian's Pediatric Orthopaedics の編纂で有名な Mihran O Tachdjian 先生が主催するもので，彼に会えるだけでも私にとってとても貴重な経験であった．しかしこれに加えてセミナーの特別企画として，多発性先天性脱臼を呈する骨系統疾患の代表である Larsen 症候群を最初に報告した Loren Joseph Larsen 先生による同症候群に関する講義があった．当時 80 歳を超えていた Larsen 先生は，70 歳近い Tachdjian 先生にサポートされて演台に登り，彼が報告した最初の Larsen 症候群症例についてスライドを使って説明された．私はこの少し前から骨系統疾患の診療に深く携わることになり，Larsen 症候群の患者さんも 1，2 名であるが経験していたので，Larsen 先生による臨床所見，X 線所見に関する詳細な記述と，これ

を1つの疾患概念として確立する過程の紹介に魅せられたのを覚えている．このように，後世病名などにその名を残すような人は，医学者，医療者として計り知れない努力をしていることが多く，その生き様は人々を惹きつけるものである．

本書では，リハビリテーション医学・医療に関係する用語に名を残した人物を取り上げ，用語の起源を交えて解説した．執筆者は私の他，福岡大学病院リハビリテーション科の塩田悦仁先生，文京認知神経科学研究所の武田克彦先生，大分大学医学部整形外科学講座の津村 弘先生，労働者健康安全機構九州労災病院門司メディカルセンターの蜂須賀研二先生といったエキスパートの先生方である．それぞれの先生に専門性を活かして，各用語を担当していただいた．人名が付いている，付いていないにかかわらず，用語を使う際にオリジナルの文献に当たることは非常に大切であり，それを怠ると誤った使い方をしてしまう危険がある．すべての用語のオリジナルを知ることは現実的ではないが，頻用する用語についてはその起源を知り，最初の報告者の意図に沿った使い方を心掛けたいものである．本書がそのきっかけになれば幸いであり，皆様には肩の力を抜いて読んでいただきたい．

2019年12月

芳賀信彦

Contents

目次

Alzheimer disease

- 記憶や思考能力がゆっくりと障害される病気.
- ドイツの精神科医, Alzheimer が患者 Auguste の臨床および病理所見を報告したことが発端.

　Alzheimer disease (Alzheimer 病) は臨床的に進行する記銘力障害, 他に判断力の低下, 言語の障害等の症状を伴う. 病理学的には, 大脳皮質の萎縮, 神経細胞の消失, 老年斑, 神経原線維変化等の所見が特徴的である. これらの臨床病理学的所見についてドイツの精神科医, Alois Alzheimer (図 1) が言及したため, Alzheimer 病とよばれる. ここでは Alzheimer が診た患者 Auguste Deter (図 2) と Alzheimer について述べる.

　Auguste の詳細なカルテ内容が Konrad Maurer らの書い

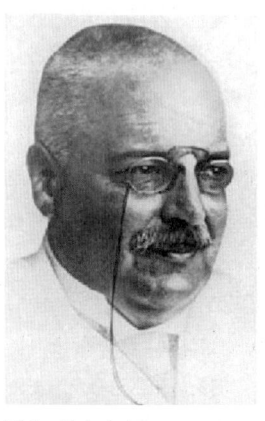

図 1　Alzheimer

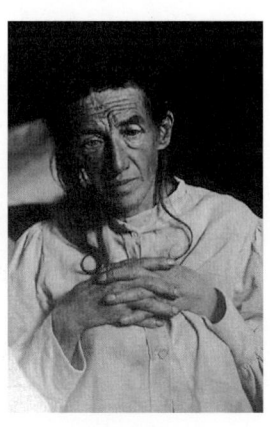

図 2　Auguste

た本に記載されている[1]．その Maurer が 1995 年に Auguste のカルテをフランクフルトで発見した．Auguste は入院当時 51 歳の女性である．1901 年 3 月頃から記憶力が低下し，食事の用意に失敗する，知人に対し恐怖心を抱き，部屋を意味なく動きまわるなどがみられ，家事もできなくなって Alzheimer の勤務する病院に入院した．

Alzheimer は 1901 年 11 月にこの患者を詳しく診察している．一般内科的，神経学的所見はない．夫の名前も正確には言えない．失見当識がある．最初は月の名前を順番に言うことができていた．物品の呼称はできたが，すぐ前に呈示されたその物品のことを覚えていない．読みと書字の障害がある．計算は極めて簡単なものだけはできた．物品の使用に問題がある．ときに興奮し，何かに固執するとそれから診察中逃れられないことがある．幻覚を思わせる言動がある．その後診察に対して拒否的となり，1902 年 6 月で Alzheimer による Auguste に関する記載は終わる．

Auguste のことを Alzheimer はずっと気にかけていた．この患者を診察する数年前，ある症例を検討し，Alzheimer は血管性病変によらず神経細胞の消失によって認知症（痴呆）が起きるのではないかと考えた．Auguste はその疑問に答えを出す患者と考えていたのである．1906 年に Auguste が死ぬとすぐにその脳を取り寄せて観察した．神経細胞の顕著な減少，大脳皮質の萎縮，老年斑，神経原線維変化が認められた．Alzheimer はこの所見を 1906 年の学会で発表したが，特に反響はなかった．しかし翌年その内容は出版された．

その後彼の弟子 Gaetano Perusini は，Alzheimer と共同で Auguste を含め同様の症例を 4 例集め報告をした．またその当時「精神医学の法王」とよばれた Emil Kraepelin が，

彼の教科書に Alzheimer の見出した所見を記載した．これらのことが，Alzheimer の貢献を世に知らしめる力となった．

Alzheimer は現在の Marktbreit（ドイツ，バイエルン州）に生まれた．カトリックの裕福な家庭に育ち，他の人に尽くすことに喜びを見い出す性格が育まれた．自然科学の成績も抜群であったため，医師になる決意をした．主にヴュルツブルグで学び，顕微鏡の使用にも習熟した．その後フランクフルト，ハイデルベルグ，ミュンヘンを経て最後はブレスラウで精神科の教授となったが，若くして亡くなった．Alzheimer は堂々たる体格で，休みをほとんど取らなかったという．臆せず診療にあたり，いつも患者の味方であった．学問追求の努力を惜しまず，精神病の病態を顕微鏡で徹底的に解明する人でもあった．病理組織学的描画力に優れていたことは，丹念に描かれた図譜でわかる．触れられることは少ないものの進行麻痺などについても貢献がある．彼は Kraepelin，Franz Nissl などのよき師・同僚に恵まれた．また彼を慕って世界中から後に著名となる学徒が集まった．

文献

1) Konrad Maurer, Urlike Mauer：Alzheimer：Das Leben eines Arztes und die Karriere einer Krankheit. Piper, München Zürich, 1998.（新井公人 監訳，喜多内・オルブリッヒ ゆみ，羽田・クノーブラオホ 眞澄 訳：アルツハイマー その生涯とアルツハイマー病発見の軌跡，保健同人社，2004.）

Apgar score

・出生してすぐの新生児の健康状態を示す指数.
・心拍数, 呼吸数, 筋緊張, 刺激への反射, 皮膚の色で評価.
・米国の麻酔科医, Apgar が開発.

　Apgar score（Apgar スコア）は, 出生直後の新生児の健康状態を表す指数で, リハビリテーション関連職種は, 脳性麻痺児などを診察する際に病歴として確認することが多い. このスコアを作った Virginia Apgar[1] は, 米国の女性医師である（図）. 彼女は 1909 年にニュージャージー州で生まれた. 天文学を趣味とする父の影響を受けて, 小さいころから科学に興味をもち, 高校卒業後に Mount Holyoke College に入学し, 動物学を専攻した. 7 つのスポーツチームに属し, 演劇にかかわり, オーケストラでバイオリンを弾くような活発な学生であった. 同大学を卒業後, コロンビア大学に進み医学を学んだ. 優秀な成績で卒業し, 同大学の Presbyterian Hospital で 2 年間の外科医のインターンプログラムに進んだ. 外科医としても彼女は優秀であったが, 彼女のメンターが女性外科医の収入の低さを心配し, 当時新しい分野であった麻酔学の道に進むことを勧め, 彼女はウィスコンシン大学などで麻酔学を学んだ.

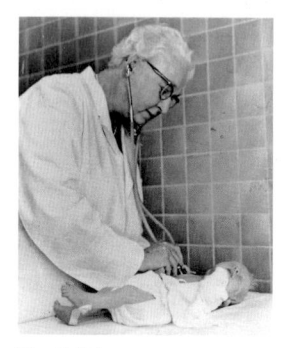

図　診察中の Apgar
（アメリカ議会図書館所蔵）

Presbyterian Hospital に戻り，新しく設立された麻酔部門の責任者となり，レジデントのリクルートと指導，学生教育，麻酔業務のコーディネート，研究と幅広く活躍し，1949 年にはコロンビア大学初の女性正教授となった．彼女は産科麻酔の研究を行い，母体麻酔が新生児に及ぼす影響や，新生児死亡率を下げることに興味をもっていた．この中で彼女が作り上げたのが Apgar スコアである．

　胎児モニターのない時代に児の呼吸状態，特に酸素投与の必要性を判断できるのは，出生直後が最初である．そこで彼女は，麻酔科医が外科手術中にモニターする徴候を出産終了後 60 秒でチェックすることとした．表のように各項目を 0 点，1 点，2 点に重み付けし，総点(10 点満点)で表すものである．近年は 5 分や 10 分での評価も行われるが，オリジナルはあくまでも 1 分である．1952 年の麻酔科学会で 1,021 例の結果を，分娩方法，帝王切開における麻酔法による差を含めて

表　Apgar スコア

項目	0 点	1 点	2 点
Heart Rate (心拍数)	なし	100/分未満	100/分以上
Respiratory Effort (呼吸)	なし	不規則，浅い	呼吸があり強く泣く
Reflex Irritability (反射)	反応なし	弱い	顔をしかめる，くしゃみ・咳をする
Muscle Tone (筋緊張)	完全に弛緩	四肢を弱く屈曲	四肢を強く屈曲
Color (皮膚色)	全身が蒼白	四肢が蒼白	全身がピンク

発表している[2]. その後彼女は, このスコアが血中二酸化炭素レベルや pH と相関することも明らかにした. なお, Apgar スコアの覚え方として, <u>A</u>ppearance (Color), <u>P</u>ulse (Heart rate), <u>G</u>rimace (Reflex irritability), <u>A</u>ctivity (Muscle tone), <u>R</u>espiration, というものがあるが, これは Apgar 自身が意図したものではなく, 後に米国のあるレジデントが考案したものである.

Apgar は生涯医師として働いたが, 晩年は肝臓を患っていたという. 1974 年に長年働いた Presbyterian Medical Center で肝不全のため 65 歳の生涯を閉じた. 1994 年には米国の 20 セント郵便切手に肖像が採用され, 翌年には National Women's Hall of Fame (米国に貢献した著名な女性達の「殿堂」) にその名を連ねている.

文献

1) Profiles in Science National Library of Medicine：The Virginia Apgar Papers：http://profiles.nlm.nih.gov/CP/Views/Exhibit/narrative/biographical.html (Access on 21 January, 2016)
2) Apgar V：A proposal for a new method of evaluation of the newborn infant. *Curr Res Anesth Analg* 32：260-267, 1953.

Ashworth scale

- 多発性硬化症の痙縮を評価するために開発された指標.
- 現在は MAS として，すべての疾患における痙縮の評価に用いられている.
- 英国の内科医，Ashworth が開発.

　Ashworth scale (Ashworth 尺度) は，痙縮の臨床評価として世界で標準的に用いられている Modified Ashworth scale (MAS) の原典である．Bryan Ashworth は英国の内科医であり，神経眼科学や医学史に興味をもっていた．Ashworth 尺度の論文を執筆したのは 1964 年であり，当時は Royal Infirmary に勤務していた．多発性硬化症患者 24 名に対して，筋弛緩薬である carisoprodol を投与する臨床試験を行い，薬物投与により痙縮が改善することを理学的に評価し，短い論文にして発表した[1]．対象者は 25～61 歳であり，全員多発性硬化症の診断は確立しており，既に痙縮改善のためにいくつかの薬物を試みたが改善は得られていなかった．この研究では，carisoprodol 350 mg を 1 日 2 回，その後増量して，11 名は 1 日 3 回，9 名は 1 日 4 回，1 名は 1 日 5 回内服し，17 週間経過を観察した．治療前後で対象者の痙縮を評価したが，そのときに用いた臨床評価法が Ashworth 尺度である．論文の中には「簡易的臨床分類」と記載されている.

　この論文の中で，評価方法の説明はわずかに 4 行であり，痙縮の段階とその定義を記した表が 1 個と，記載は極めて簡単である．まず，患者にゆったりとした姿勢でカウチ (休息用の長椅子) に横になってもらい，上下肢を他動的に動かした際の抵抗を 0～4 の 5 段階に分類することにした(**表 1**).

表1　Ashworth 尺度

Grade	説明
0	筋緊張亢進なし.
1	患肢を屈曲または伸展させたとき，軽度の筋緊張亢進があり，引っかかりを生じる.
2	より明らかな筋緊張の亢進があるが，患肢は容易に屈曲できる.
3	かなりの筋緊張亢進がある─他動的運動は困難.
4	患肢は固くて屈曲または伸展できない.

　研究結果としては，16名が痙縮改善，1名が著明な改善，2名が多少改善，5名が変化なしであり，この予備的研究の結果，二重盲検試験を行うことが記載されている.

　痙縮は上位運動ニューロン障害による伸張反射の速度依存性亢進である．臨床的には他動的伸張時の筋抵抗の増加，関節可動域の減少，筋力低下，動作効率の低下，共同運動の出現，共同収縮，姿勢依存性筋緊張亢進，間代，筋攣縮など，多彩な症状を呈する．Ashworth は痙縮の多彩な側面を網羅するのではなく，中核となる他動的伸張時の筋抵抗に限定して評価を単純化し，grade も5段階と評価しやすい設定にした．さらに機器や道具を用いないため，後に MAS として臨床的に広く使用されるようになった.

　Richard W. Bohannon らは，脳卒中患者の痙縮の程度を Ashworth 尺度で測定すると grade 1 と判定される例が多くなり，これを2つに分割するほうがよいと考えた．そこで原典に "grade 1＋" を追加し，grade の定義を若干修正し，MAS とした[2]．**表2**に MAS の grade と説明を示す．原典ではあいまいであった grade の区分がより明確になり，旧 grade 1 が2分割されてより臨床に沿った修正版となった.

表 2　修正 Ashworth 尺度（MAS）

Grade	説明
0	筋緊張の亢進はない．
1	わずかな筋緊張亢進があり，患肢を屈伸するときに引っかかりその後緩む感じ，あるいは可動域の終末でわずかな抵抗がある．
1+	軽度の筋緊張亢進があり，ひっかかりと引き続き残りの可動域（1/2 以内）でわずかな抵抗がある．
2	より明らかな筋緊張亢進がほぼ全可動域であるが，患肢は容易に動かすことができる．
3	かなりの筋緊張亢進があり，患肢を他動的に動かすことは困難である．
4	患肢は屈曲や伸展しても固くて曲がらない．

(Bohannon et al, 1987, 文献 2 を筆者が訳)

　MAS の適応疾患は，脳卒中，多発性硬化症，外傷性脳損傷，脊髄損傷，脳性麻痺などの中枢神経疾患である．再現性，信頼性，妥当性に関して多くの報告があり，わずかな変化は検出できず，定量的判定は困難ではあるが，説明にしたがい適切に用いれば臨床的には有用な評価法である．

　MAS 評価では，まず被検者に椅子座位をとらせ，緊張をとるようにする．他動運動を加える際はゆっくりとした速度で（1 秒程度を目安とする），2〜3 回各関節を伸展または屈曲させ，低いほうの値を評価値とする．測定は必要に応じて筋を選択して実施するが，肘屈筋の MAS 測定値は肘伸展時の筋抵抗であるので注意すること．

文献
1) Ashworth B：Preliminary trial of carisoprodol in multiple sclerosis. *Practitioner* **192**：540-542, 1964.
2) Bohannon RW, Smith MB：Interrater reliability of a Modified Ashworth Scale of muscle spasticity. *Phys Ther* **67**：206-207, 1987.

Babinski reflex

- ・錐体路障害を示唆する病的反射.
- ・足底を刺激し, 母指が伸展すると陽性.
- ・フランスの医師, Babinski が由来.

　Babinski reflex (Babinski 反射) の発見者 Joseph Babinski は, フランスの医師である (**図 1**). Salpêtrière 病院の神経学教授の Charcot の弟子で, 当時病棟主任であったことや, 当時のサルペトリエール学派の活躍が, 「Charcot Joint」の項 (p.36) に詳述されている. p.40 の図 5 Salpêtrière 病院の臨床講義風景は 1887 年とあり, Babinski の誕生年は 1857 年なので, 30 歳頃の姿ということになる.

　Babinski 反射に関する論文は, 1898 年の La Semaine Médicale に掲載されている[1]. 当時の所属は, Pitié 病院となっている. タイトルは「足指現象と症候診断学的価値」である.

その冒頭に, 既に 2 年以上前に報告した現象で, 1896 年 2 月に生物学会で, 1897 年 9 月にブリュッセルで開催された神経学学術集会で発表したとの記述があることから, 1895 年頃には発見されていたと推測される. この論文には, 病的な足底表在反射として記述されていて, むろん Babinski 反

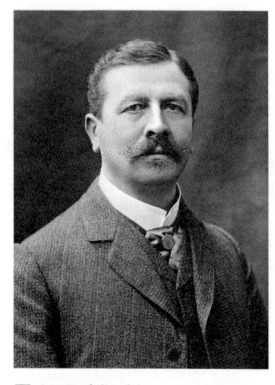

図 1　Babinski

射とは書かれてはいない. 以下, この論文の内容を紹介する.

　正常な足底表在反射は, 足底を刺激したとき, 股関節・膝関節・足関節・足趾が屈曲するように動く. 決して足趾は伸展することはなく, 特に母趾に当てはまる. しかし, 病的な状態では, 足底の刺激により, 母趾の伸展が起こる. 観察するための手技は, 足と下腿の筋から力を抜いた状態で膝関節を軽く曲げ, 足の外側縁をベッドに置いて休ませる. そして, 検者が下腿を支える. 検査を行うことを知らせないで閉眼させる. 足底の刺激に関しては, 軽い刺激か激しい刺激か, 単にくすぐるか針で刺激をするかは, 患者によって変える必要がある (図2). 強い刺激が必要な患者もいるし, 針で激しい動きが出た場合には, 判断のために弱い刺激に変えなければならない.

　この論文には, 以下の8例の症例が記載されている.

　①3年前の右大脳半球障害による左片麻痺の女性で, 左母趾の伸展を認めた.

　②2年前より続く左片麻痺の女性で, 左母趾の伸展を認めた.

　③1年前に右片麻痺を起こし, その1カ月後に左片麻痺

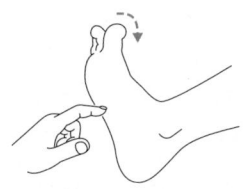
a) くすぐりによる刺激

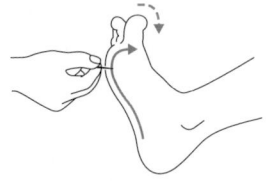
b) 針による刺激

図2　足底への刺激
足底を刺激することで, 母趾が伸展する.
くすぐるような軽い刺激 (a) か, 針による強い刺激 (b) かは, 患者
によって変える必要がある.

を起こした症例で，両側で母趾の伸展を認めたが，麻痺が強かった右側で顕著であった．

④腰髄背部領域を占拠した多発性硬化症の疑いで，両側の著明な腱反射の亢進と足クローヌスのある痙性対麻痺の症例で，5本の足趾とも強い伸展を認めた．

⑤背部の中央に瘤をもつPott麻痺の男性で，膀胱直腸障害と痙性対麻痺が認められた．入院時は歩行不能であり，足趾の伸展がみられたが，1年後やや改善し立位が可能となったときには，足趾の伸展は足底の刺激を繰り返すことで誘発されるようになった．

⑥梅毒による痙性対麻痺でも⑤と同様であった．

⑦火器による脊髄損傷で，交叉性知覚脱失を呈する脊髄性片麻痺の症例で，痙性麻痺がある左側では足趾伸展が誘発され，運動麻痺が軽い右側では，足趾伸展は軽かった．

⑧脊髄癆とび慢性脳髄膜炎で，電撃痛，Argyll Robertson徴候，アキレス腱反射消失などがある26歳女性で，歩行はほぼ正常であったが，明瞭な足趾の伸展が認められた．

これらの症例の考察から，足底刺激による足趾の背屈は，錐体路系の機能異常に左右されていると結論付け，足趾の背屈の顕著さは，麻痺の程度と直接の関係はないとしている．また，ヒステリー性片麻痺を鑑別するのに有用との記述もある．論文の最後に，新生児で足底をくすぐると足趾の伸展が起こることに言及し，錐体路系の未成熟があることを考えると，この現象が錐体路の機能障害と関係していることに確信がもてると述べている．

Babinski反射は，病的反射として最も有名で，簡便で，陽性例では特異度の高い診察手技であり，CTやMRIのない19世紀の末に病態生理の理解がなされていたことにも感銘

を受ける.

　なお，わが国では「バビンスキー」と発音されることが通常だが，「ババンスキー」が原音に近く，日本整形外科学会の用語集では，そのように記載してある．また，Babinskiの一生については，下記の文献2に詳細がある．

文献

1) Babinski J：Du phénoène des orteils et de sa valeur sémiologique. *La Semaine Médicale* **18**：321–322, 1898.
2) 萬年 甫編訳：〔増補〕神経学の源流Ⅰ　ババンスキー，東京大学出版会，1992.

Barthel index

- 日常生活活動を評価する方法の1つ.
- 食事や移乗など，10項目をそれぞれ自立，部分介助，介助と自立度で評価する.
- 米国の理学療法士，Barthel が開発.

　Barthel index（Barthel 指数）は，代表的な基本的 ADL（Activities of Daily Living；日常生活活動）尺度の1つであり，10項目の遂行能力をそれぞれ5〜15点満点で評価し，合計100点になるように調整されている（表）.

　作者である Dorothea W Barthel は米国のメリーランド州の理学療法士であった（図）. 同州の Montebello State Hospital, Deer's Head Hospital, Western Maryland Hospital という3つの慢性疾患病院では，神経筋疾患や運動器疾患の患者のセルフケア能力を定期的にスコア化し，その改善を評価する目的で1955年から Barthel 指数を用い始めた[1]. これらの病院では，ターミナルケア目的の入院患者やリハビリテーション治療の適応でない患者を除いて，すべてリハビリテーション科医が評価し，改善の見込みがあれば理学療法・作業療法部門で治療を受けていた[2]. Barthel 指数は看護師に対しても教育され，入院前や退院後の評価は看護師も行っていたようである.

　当時の論文[2]には，Barthel 指数の合計が50点未満では，相当

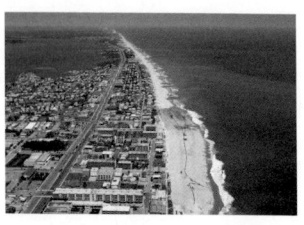

図　メリーランド州の航空写真

表　Barthel 指数

	自立	部分介助	介助	内容
1. 食事	10	5	0	食べ物を取って口に入れるまで．自己装着の装具・自助具は減点せず．普通の時間内でなければならない．きざむ必要があれば部分介助．
2. 椅子ベッド移乗	15	10 5	0	ベッドから起き上がることも含める．部分介助の 10 点は最小介助または監視の場合．5 点は起き上がって座れるが移れない．
3. 整容	5	0	0	洗顔，整髪，髭剃り，歯磨きを含む．手すりは減点せず．差し込み便器なら空にしてきれいにできて 10 点．
4. トイレ動作	10	5	0	乗り移り，服の上下，拭く，流す．
5. 入浴	5	0	0	浴槽，シャワーまたはスポンジバス．
6. 平地歩行	15	10 5	0	基準は 50 ヤード（46 メートル）．義肢・装具，杖，車輪なし歩行器はよいが，車輪の歩行器は不可．10 点は軽介助，監視の場合．5 点は歩けないが車椅子操作可能．
7. 階段	10	5	0	手すり，杖を使ってもよいが，杖は持ち歩けなければならない．
8. 更衣	10	5	0	靴紐，ファスナーも含める．
9. 排便コントロール	10	5	0	失敗しないかどうかと，座薬や浣腸を自分で管理できるか．5 点は座薬・浣腸の介助か，時々の失敗．
10. 排尿コントロール	10	5	0	失敗しないかどうかと，集尿器を自分で管理できるか．5 点は時々の失敗または集尿器の介助．

(Mahoney et al, 1965)[1]

の介助が必要で，しばしば失禁状態にあると述べられている．また，Barthel 指数に含めた項目は，論文の著者らが最も重要と考えた ADL であり，特に失禁を重視したのは，失禁があるとより大きな介護が必要で，また家族や友人から社会的に受け入れられにくいからであるとしている．

Mahoney と Barthel は Montebello State Hospital の Medical and Physical Medicine and Rehabilitation Services

にさまざまな疾患で入院した 144 名 (平均 55 歳) の Barthel 指数の変化を調査した[1]. 入院時の Barthel 指数合計が 80〜100 点を A 群, 55〜75 点を B 群, 30〜50 点を C 群, 0〜25 点を D 群とすると, 入院時に A 群は全体の 20.9％であったが, 最も機能が伸びた時点では 52.8％が A 群であった. 一方, 入院時に D 群は全体の 24.3％であったが, 最も機能が伸びた時点でも D 群にとどまったのは 11.1％であった. 入院時の D 群全体のうち 8.6％は最も機能が伸びた時点で A 群に, 37.1％は B 群に改善していた.

　興味深いのはこの論文の最後に掲載されている, 学会での発表時の討論の要旨である. Bagby Jr. という医師が, 「多くの病院では, 関節拘縮が発症し, 回復が難しい状態になって初めてリハビリテーション部門にコンサルトがあるが, われわれも奇跡を起こせるわけではない. 病棟の内科医や外科医に, 患者を早くわれわれに送るようにお願いしよう」と述べている. それから 50 年以上経過した現代の病院でも, まだまだこの言葉が通じる場合があることが残念である.

文献

1) Mahoney FI, Barthel DW : Functional evaluation : the Barthel index. *Md State Med J* 14 : 61-65, 1965.
2) Mahoney FI et al : Rehabilitation of chronically ill patients : the influence of complications on the final goal. *South Med J* 51 : 605-609, 1958.

Bobath method

・中枢神経系の可塑性を利用して，中枢神経疾患に起因した障害のある患者の機能改善を目的とする治療法．別名，NDT.
・Bobath 夫妻（医師で神経生理学者の夫，Karel Bobath と理学療法士の妻，Berta Bobath）が開発．

　Bobath method (Bobath 法) は，脳性麻痺児や脳卒中の成人に対するリハビリテーションアプローチであり，Bobath concept や neuro-developmental treatment (NDT) ともよばれている．Bobath 法を開発したのは，理学療法士である Berta Bobath (旧姓：Busse) とその夫で医師・神経生理学者である Karel Bobath であり，2 人ともユダヤ人である (**図1**)．

　Berta は 1907 年にベルリンで生まれ，Anna Hermann 体育・ダンス学校を卒業後，体操のインストラクターになった．結婚し男児を 1 人もうけるが離婚した．その後 1938 年にベ

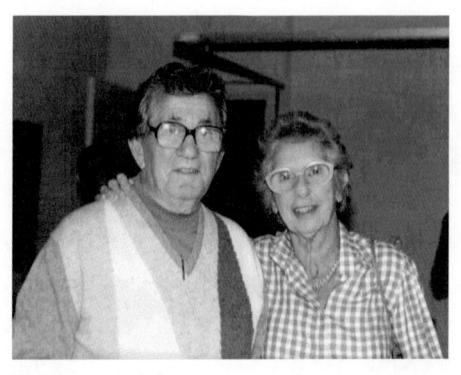

図1　Bobath 夫妻
(European Bobath Tutors' Association)[3]

ルリンでの反ユダヤ運動が激しくなるとドイツを脱出し，ロンドンに居を構えた．ここで，10 代のベルリン時代に知り合いであった Karel と再会し，1941 年に結婚している．

Karel は 1905 年，ベルリンでチェコスロバキア出身の家庭に生まれ，ベルリン大学で医学を学んだ．しかしベルリンで医業を営む許可を得られなかったため，チェコの市民権を得て医学部に再入学した．チェコのブルノにある小児病院で小児科医，小児外科医として働いていたが，ナチスドイツによるチェコスロバキア侵攻が差し迫り，ロンドンへと脱出していた．

Berta は 1941 年に Princess Louise 小児病院に就職し，理学療法士になる勉強をしながら，1944 年には脳性麻痺部門を同院に設立した．1945 年に脳卒中で重度の右片麻痺となった肖像画家の Simon Elwes の治療を担当した際，痙性麻痺の治療に新しい考え方を見出し，Simon Elwes は画家としての仕事に戻ることができた．

この Bobath 法は 1948 年に初めて記述され，Berta が正式に理学療法士の資格を得たのは 1950 年である．1951 年には Karel と共にプライベートクリニックを開設し，これは後に Western Cerebral Palsy Centre となり，医師やセラピスト向けのコースを開催した．また Karel は Berta の治療法の理論化を長年にわたり補助し，1965 年に Berta は『Abnormal Postural Reflex Activity Caused by Brain Lesions』のテキストを出版した．クリニックは 1975 年に Bobath Clinic と改名され，Hampsted に移転した．この頃から夫妻は，治療法を指導するために世界中を廻っている．1973 年には厚生省および日本肢体不自由児協会の招聘により来日し，日本で初めてのボバース講習会が 8 週間にわたり開催され，

全国の肢体不自由児施設から50名のセラピストが受講した.

Bertaは1976年にドイツから, また1978年には英国から勲章を贈られている. 1981年にボストン大学から名誉博士号を授与された. しかし共に心疾患をもっていた夫妻は1991年1月20日, 同じ日に自宅で亡くなった. EBM全盛

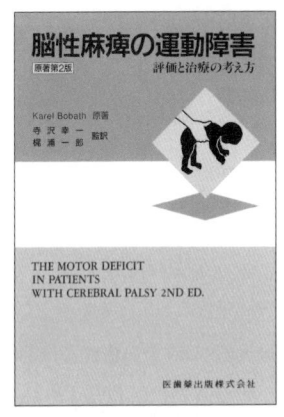

図2　脳性麻痺の運動障害—評価と治療の考え方 第2版

の現代では, 脳性麻痺, 脳卒中のいずれにおいてもBobath法の効果が十分に明らかになっていない.

文献

1) Bobath Centre：The Founders and History：http://www.bobath. org.uk/about-us/founders-and-history
2) Vaughan-Graham J et al：The Bobath (NDT) concept in adult neurological rehabilitation：what is the state of the knowledge? A scoping review. Part I：conceptual perspectives. *Disabil Rehabil* 37(20)：1793-1807, 2015.
3) European Bobath Tutors' Association：The Bobath Concept： https://www.bobathtutors.com/concept.php

Borg scale

・運動する本人が感じる疲労度を測定する指標.
・スウェーデンの心理学者，Borg が考案.

　Borg scale (Borg 指数) とは，Gunnar Borg が作成した自覚的感覚で運動強度を表す尺度である．この Borg 指数には，最大値が 20 である自覚的運動強度評価(Rating of Perceived Exertion；RPE)原法 (表 1) と最大値が 10 である新しい評価法である Modified Borg scale (修正 Borg 指数，表 2) の 2 つがある．原典をもとに Borg 指数の特徴を概説する[1-3]．

　Borg は 1927 年 11 月にスウェーデンのストックホルムに生まれた．心理学や心理物理学 (物理的刺激と感覚の数量的な関係を研究する心理学の領域) の専門家であり，感覚測定法の開発で有名である．Borg はストックホルム大学で哲学を学んだ後，1962 年に Lund 大学で学位を取得し，同じ頃，陸軍心理学研究所で心理学の研究を行っていた．そして Umeå 医科大学で生理学を研究し，心理学の講師となった．1966 年に臨床心理学の准教授，1968 年にストックホルム大学応用心理学の主任教授，1987 年に心理学研究所の知覚・心理物理学主任教授となり，現在はストックホルム大学の名誉教授である．

　1970 年当時，痛みや作業負荷の程度など，主観的な症状を適切にとらえ客観的な指標として表現することは，リハビリテーションやスポーツの領域では重要な課題のひとつであった．1973 年に Borg は，年齢，性別，人種，環境にかかわらず，多くの人々に適用となる身体的負荷の指標を考案

表1 Borg 指数

評価値	自覚症状	Borg の英語表記
6		
7	非常に楽である	Very, very light
8		
9	かなり楽である	Very light
10		
11	楽である	Fairly light
12		
13	ややきつい	Somewhat hard
14		
15	きつい	Hard
16		
17	かなりきつい	Very hard
18		
19	非常にきつい	Very, very hard
20		

(Borg, 1982, 文献3を元に作成)

表2 修正 Borg 指数

評価値	自覚症状	Borg の英語表記
0	全く感じない	Nothing at all
0.5	非常に非常に弱い（気づく程度）	Very, very weak（just noticeable）
1	非常に弱い	Very weak
2	弱い（軽い）	Weak（light）
3	中等度	Moderate
4	やや強い	Somewhat strong
5	強い（ひどい）	Strong（heavy）
6		
7	非常に強い	Very strong
8		
9		
10	非常に非常に強い（ほぼ最大）	Very, very strong（almost max）

(Borg, 1982, 文献3を元に作成)

し[1]，RPE として報告した[1-3]．

　Borg 指数では，運動中の自覚的な訴えを 6〜20 の範囲内で 15 段階に点数化した．7, 9, 11, 13, 15, 17, 19 にはそれぞれ具体的な自覚症状が verbal anchor として例示されている．これらの数値は 10 倍すると運動中の心拍数にほぼ一致し，Borg 指数 12 であれば心拍数 120 の運動強度であることを示している．Borg 指数はエルゴメータを用いた運動負荷の強度と直線的な関係があり，心拍数との間には高い相関関係がある．評価尺度の間隔はほぼ均等なので，カテゴリー尺度ではあるが間隔尺度として処理でき，臨床現場では運動強度の主観的指標としてしばしば用いられている．

　修正 Borg 指数は，比率尺度の特性を有するように改変されている．自覚的訴えを 0：全く感じない (nothing at all) から 10：非常に非常に強い (very, very strong) の範囲内で 12 段階に点数化した．0, 0.5, 1, 2, 3, 4, 5, 7, 10 にはそれぞれ具体的な自覚症状が verbal anchor として例示されている．評価値は心拍数を意味しないが，原点と最大値を明確に規定し，評価尺度が等間隔となるように自覚症状を工夫して配置している．修正 Borg 指数は比率尺度として処理することができ，臨床的には作業時の筋痛や筋疲労，慢性閉塞性肺疾患者の呼吸困難などの評価に適している．

文献

1) Borg GA：Perceived exertion as an indicator of somatic stress. *Scand J Rehabil Med* **2**：92-98, 1970.
2) Borg GA：Perceived exertion：a note on "history" and methods. *Med Sci Sports* **5**：90-93, 1973.
3) Borg GA：Psychophysical bases of perceived exertion. *Med Sci Sports Exerc* **14**：377-381, 1982.

Broca aphasia

- 自発発話は非流暢としての特徴を有し，話し言葉の理解がおよそ保たれている失語．別名，運動性失語．
- フランスの医師，Broca が由来．

　Pierre Paul Broca は 1824 年に南仏・Gironde で生まれた (**図**) [1]. 姉の病死を機に父の後を継いで医師になる決意をし，17 歳でパリ大学医学部に登録する．

　Broca が極めて優秀な人であったことは間違いない．フランス革命後，臨床教育の充実のためにパリの病院に externe と interne という地位が設けられた．後者は病院に泊まり込んで患者の診療に専念し生活を保証される制度で，一種の英才教育である．Broca は 20 歳の秋にこの難関である interne の試験を 1 回で突破した．その後医学部解剖助手の試験にパスし，その試験の最年少合格者の記録を塗り替えてもいる．

　Broca は多方面に活躍した人である．顕微鏡を病理解剖学に導入した先駆者のひとりとされ，がんや動脈瘤，正常解剖などにも著名な研究がある．さらに外科医としても多くの業績を上げた．人類学領域では，クロマニョン人の頭蓋の研究，雑種の研究などを行い，パリ人類学会の創始者でも

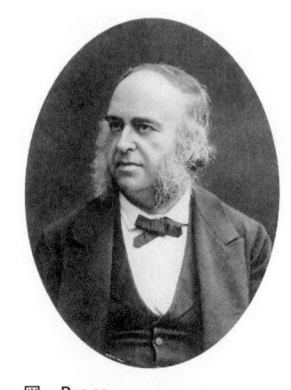

図　Broca

ある．

　既に名声を確立しその最も充実した時期に，Broca はその名前を不朽のものとする研究結果を報告する．その下地を作ったのは，大脳の脳回は個々人によらずほとんど一定で，脳葉や損傷された脳回を基準として病変は記述されなくてはならないとする Broca の卓見であった．さらに Broca はそれぞれの脳回を異なった器官とみなす見解が生理学的にも病理学的にも支持され，構造の面からみても根拠があると考えていた．

　人類学会の総会で言語能力は脳の前頭葉に局在するという Auburtin の講演を聞いたその数日後，Broca は患者 Leborgne を診察する．下肢の広範囲な蜂窩織炎のために Broca を受診したのである．Leborgne はどのような質問に対しても，いろいろな身振りをしながら，"tan, tan" と繰り返していた．患者がその病院に入院後 20 年の間で認められた唯一の発話であったため，Leborgne は Tan とよばれていた．入院したとき，Tan は発話の障害のみを呈し知能も正常であると考えられた．10 年経って，Tan は右片麻痺を生じ彼の知的な能力もその後やや低下した．Broca は Tan を注意深く診察して，少なくとも患者の行動から判断すれば理解は良いと考えた．この診察のすぐ後で患者は死亡し，1861 年の 8 月に Broca はその Tan についての神経解剖学的所見の詳細な報告を人類学会にて行った．

　Broca は，Tan は構音言語に特有な運動を秩序立てる機能，すなわち語を構音するのに必要な操作の記憶を失ったと考え，その状態を aphémie とよんだ．解剖学的にはもっと広い領域が障害されてはいたが，発話だけが障害される領域を推定し，構音言語の能力が成り立つのは第三 (下) 前頭回が健全

であることが必要であると Broca は述べた. その後すぐに同様の症例を報告したことが Broca の主張を補強することになった.

　Broca は左半球と言葉との関係も見い出した. Tan の後, 8 例の失語を示す患者を次々に調べたが, 彼らの自発話は極めて貧弱で, 時に 1 つの表現 (tan, lelo) にとどまっていた. そしてそれら 8 例がすべて左半球の障害であるということに Broca は気づく.

　このように Broca は, 左第三 (下) 前頭回損傷で失語が生じる, 言語機能が左第三 (下) 前頭回に局在することを示し, その後の大脳局在論の隆盛に大きな影響を及ぼしたのである.

※本項の執筆にあたり, 萬年 甫先生と岩田 誠先生による名著[1]を参考にさせていただいた.

文献

1) 萬年 甫, 岩田 誠 編訳：神経学の源流 3 ブロカ, 東京大学出版会, 1992.

Brodmann areas

・大脳皮質を細胞の組織構造により区分し，領野ごとに1〜52までの番号付けをしたもの．
・ドイツの神経科医，Brodmann が考案．

　Brodmann areas (Brodmann 野) は，Brodmann の脳地図ともよばれ，大脳皮質の解剖学・細胞構築学的区分の通称である．Korbinian Brodmann はドイツの神経科医で，1868年に Hohenzollern 地方の Liggersdorf で生まれた (**図1**)．ミュンヘン，ベルリンなどで医学を学び，1895年に医師の資格を得て，当初は総合診療医を目指していた．しかし1896年の夏，ジフテリア罹患後の回復時に北 Bavaria 地方で Oskar Vogt (レーニンの脳を解剖したことでも有名な神経科医) が管理する神経疾患のサナトリウム (療養所) で助手として働いた際に，神経科・精神科に転向した．その後 Brodmann は

ベルリンで神経学，精神医学，脳解剖学を学び，ライプツィヒの病理研究所に勤務した．1898年にライプツィヒで chronic ependy-mal sclerosis の研究テーマで学位を取得すると，各地で神経学の診療・研究を続けた．1900〜1901年にかけて勤務したフランクフルトの the Municipal

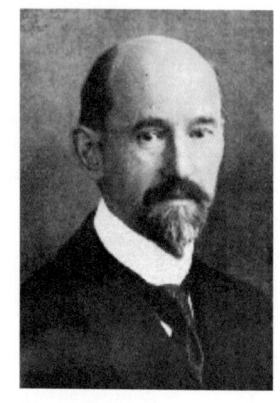

図1　Brodmann

Mental Asylum では Alois Alzheimer に出会い，神経科学の基礎研究者として生きていくことを決意したとされている．

Brodmann は1901〜1910年まで，ベルリンの神経生物学研究所で Vogt 夫妻に仕え，Franz Nissl による新しい染色法の切片を用いて，哺乳類の大脳皮質細胞を体系的に研究した．Brodmann は哺乳類の大脳皮質が6つの層をもつことを見出し，組織構造が均一である部分をひとまとまりと区分して1〜52までの番号を振っている（**図2**）．この成果は1909年に『Vergleichende Lokalisationslehre der Großhirn-

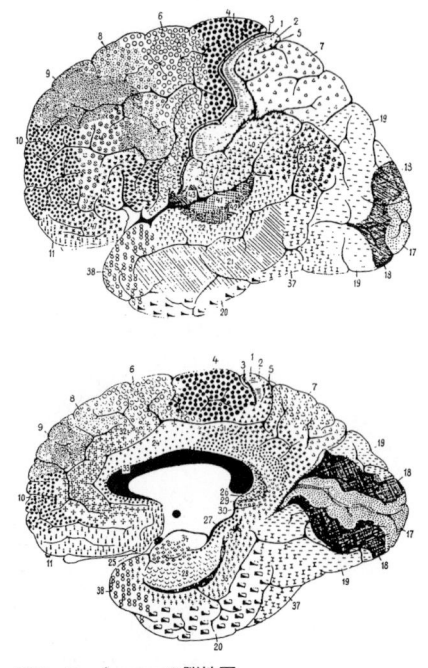

図2 Brodmann の脳地図

(Loukas et al, 2011)[1]

rinde in ihren Prinzipien dargestellt auf Grund des Zellen-baues (Comparative Localization Studies in the Brain Cortex, its Fundamentals Represented on the Basis of its Cellular Architecture)』として出版され，その131ページに有名なヒトの脳地図が掲載されている（図2）．その後BrodmannはベルリンからTübingen，Halleへと移り，1918年にはミュンヘンの精神研究センター組織学部門のリーダーとして迎えられることになったが，肺炎に併発した敗血症で49年の生涯を閉じた．

　細胞構築の特徴はそこで行われている神経細胞の情報処理特性と関係していると考えられており，Brodmannの区分は後に特定の機能との関係が確認されている．たとえば1・2・3は体性感覚に，後頭葉の17・18は視覚に，側頭葉の41・42は聴覚に関係している．なお，図には12〜16，48以降が見当たらないが，52は別の図の中に確認することができる．

文献

1) Loukas M et al：Korbinian Brodmann (1868-1918) and his contributions to mapping the cerebral cortex. *Neurosurgery* 68：6-11, 2011.
2) 河村 満：Brodmann の脳地図をめぐって．*Brain Nerve* 69：301-312, 2017.

Brunnstrom stage

・片麻痺の回復過程をステージ化した評価方法.
・スウェーデン生まれの理学療法士，Brunnstrom が開発.

　Brunnstrom stage（Brunnstrom ステージ）は，片麻痺患者が麻痺肢を動かす際に共同運動が発現するか，共同運動から分離し独立した動きができるかをもとに片麻痺の回復状態を分類する方法である[1]．Brunnstrom ステージはわが国では最も代表的な評価法であり，臨床現場では共通言語の１つとなっている．一方，海外では Brunnstrom ステージが片麻痺機能障害評価として用いられることは稀であり，Fugl-Meyer Assessment[2]，Chedoke-McMaster Stroke Assessment[3]や，Motoricity Index などが用いられている．

　Brunnstrom ステージの開発者は，スウェーデン生まれの理学療法士 Signe Brunnstrom であり，Schleichkorn の記載によれば生い立ちとその後の活躍は以下の通りである[4]．彼女は 1898 年にストックホルムで生まれ，出生時に親が付けた名前は Anna Signe Sofia Brunnstrom であったが，1934 年米国市民になった際に Signe Brunnstrom と改名した．その後も多方面で活躍し，Conneticut 州の小さな町である Darien（全米で最も住民の平均収入が高い）にて，1988 年 90 歳でこの世を去った．

　彼女は 16 歳で Upsala 大学に入学し，科学，地理学，歴史，身体訓練を学び，1917 年にストックホルムの Royal Institute of Gymnastics に移り医学体操を学んだ．1920 年にスイスに移り，側弯やポリオの児童の治療に取り組んだ．

1927 年には米国に移り，Hospital for the Ruptured and Crippled で運動療法士として働き始めた．1931 年に Barnard 大学に入学し，化学と英語を学び，後にニューヨーク大学から教育と理学療法の博士号を授与された．1935 年には，米国に来て 6 年目に最初の英語論文 "Faulty Weight Bearing：With Special Reference to Position of the Thigh and Foot"（*Physiother Rev*, 1935）を執筆し，義足訓練，運動学，片麻痺の運動療法に関する臨床と研究に邁進した．

1938 年にニューヨーク大学理学療法科講師，1948 年に Institute for Rehabilitation Medicine の研究助手，1941 年に陸軍病院，1943 年に海軍病院に勤めた．終戦後，Kessler Institute の専門教育部門長となり，1955 年より 1971 年までコロンビア大学で理学療法士および作業療法士の学生へ運動学の講義を担当した．彼女は幅広い臨床経験を積み，多くの施設で臨床経験や教育に取り組んでいた．

さて，話を Brunnstrom ステージに戻すが，Brunnstrom は幅広い臨床経験の中で片麻痺患者の麻痺肢の動きの特徴を詳細に観察し，機能訓練を試み，1960 年代に麻痺肢の回復過程を回復段階として報告した[5,6]．この回復段階は片麻痺機能訓練の包括的アプローチの一部であり，回復段階の記載は 3 頁にわたる．上肢，指，下肢の各種動作，運動，バランス，感覚，補装具，歩行の様子を観察し，共同運動と分離運動の発現状況により，回復段階 One, Two, ……Six の 6 段階に分類した（表）．わが国では Brunnstrom ステージ I，II，……VI とローマ数字を用いるが，原典ではローマ数字は使われておらず，また回復段階（recovery stage）と記載されている．

Brunnstrom ステージを片麻痺上肢，指，下肢の機能障害

表 Brunnstrom recovery stage

回復段階 1	運動発現や誘発なし.
回復段階 2	共同運動またはその要素の最初の発現. 痙縮出現.
回復段階 3	共同運動またはその要素の随意的発現. 痙縮著明.
回復段階 4	基本的共同運動からの逸脱した運動. 痙縮減少.
回復段階 5	基本的共同運動から比較的独立した運動. 痙縮減弱.
回復段階 6	ほぼ正常な協調運動. 痙縮最少.

(Brunnstrom, 1966, 文献 5 を参考に筆者が訳)

の評価として用いる場合, 一定の知識と技能があれば特別な道具や装置は不要で短時間で容易に評価でき, 機能障害の概要を理解するのに便利である. 一方, Brunnstrom ステージの出発点は回復過程の観察なので, 彼女も述べているが, 機能障害の回復は緩徐で連続しておりステージ間の境界が不明確である. そのためわが国では, Brunnstrom ステージを紹介する研究者や実際に使用する臨床家により内容や表現に微妙な違いがある. 中でも Brunnstrom ステージ II と III の区別があいまいである. 対処方法として以下の方法が用いられることがある.

II の共同運動の最初の発現とは, 上肢では屈曲共同運動が発現しても臍に達しない, 伸展共同運動が発現しても乳頭に達しない, 下肢では屈曲共同運動が発現しても膝屈曲が 45 度に達しない, 伸展共同運動が発現しても膝伸展が 45 度に達しない状態とする. III の共同運動の随意的発現とは, 上肢の屈筋共同運動では臍を超える, あるいは伸展共同運動では

乳頭を超える場合，下肢の屈曲共同運動では膝屈曲が45度を超える，あるいは伸展共同運動では膝伸展が45度を超える場合とする．

　Brunnstrom ステージはわが国のリハビリテーション医療関係者にとって片麻痺機能障害評価法として重要であり，情報共有の手段となる．ただし，Brunnstrom ステージ評価値の特性を考慮すると治療効果判定には適しておらず，国際学会発表や英文論文化を計画している場合は Fugl-Meyer Assessment などが勧められる．

文献

1) 上田 敏：目で見るリハビリテーション医学，第2版，東京大学出版会，1994.
2) Fugl-Meyer AR et al：The post-stroke hemiplegic patient. 1. a method for evaluation of physical performance. *Scand J Rehabil Med* 7：13-31, 1975.
3) Gowland C et al：Measuring physical impairment and disability with the Chedoke-McMaster Stroke Assessment. *Stroke* 24：58-63, 1993
4) Schleichkorn J：Biographical sketch of Signe Brunnstrom, 1899-1988. Houglum PA, Bertoti DB (ed)：Brunnstrom's clinical kinesiology, 6th ed, F. A. Davis Company, Philadelphia, 2012.
5) Brunnstrom S：Motor testing procedures in hemiplegia：based on sequential recovery stages. *Phys Ther* 46：357-375, 1966.
6) Brunnstrom S：Movement therapy in hemiplegia：A neurophysiological approach, Harper & Row, New York, 1970.

Chaddock reflex

・錐体路障害を示唆する病的反射で，Babinski 反射の変法の一つ.
・外果下部を後方から前方にこすり，母指が背屈すると陽性.
・米国の神経内科医，Chaddock が由来.

Chaddock reflex (Chaddock 反射) [1] は，Charles Gilbert Chaddock (1861-1936) の名前を冠した病的反射であり，健常成人では出現しないが錐体路に障害があると誘発される．患者の外果下部の皮膚を足背前方へ向かって刺激し，母趾が背屈すれば陽性とする (図 1)．一方，足底外側を刺激して母趾が背屈するのは Babinski 反射 (p.10) であり，1896 年の Joseph Babinski の極めて短い論文が源流である [2]．この Babinski 徴候を誘発するにはいくつかの方法があるが (図 2)，

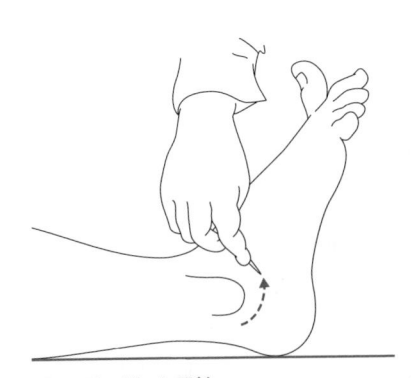

図 1 Chaddock 反射
外果下部の皮膚を足背前方に向けて刺激し，母趾が背屈すれば陽性とする．
〔田崎義昭，斎藤佳雄 (著)，坂井文彦 (改訂)：ベッドサイドの神経の診かた．第 18 版，2016，南山堂，の図 4-31〕

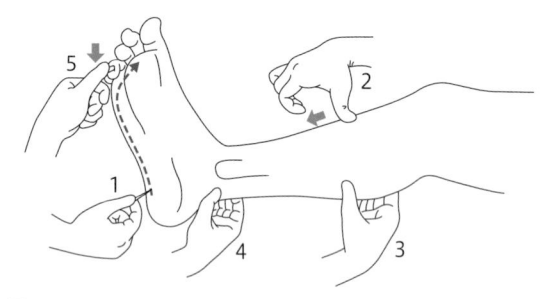

図2　下肢の病的反射
1. Babinski 反射，2. Oppenheim 反射，3. Gordon 反射，
4. Schaeffer 反射，5. Gonda 反射
〔田崎義昭，斎藤佳雄(著)，坂井文彦(改訂)：ベッドサイドの神経の診かた．第 18 版，2016，南山堂，の図 4–32〕

陽性率は田代によれば Chaddock 反射 97.1％，Babinski 反射 80.3％，Oppenheim 反射 26.6％，Schaeffer 反射 26.6％，Stransky 反射 23.1％，Gordon 反射 10.4％であり[3]，Chaddock 反射の臨床的価値は著しく高い．そこで Chaddock 反射に関して主に原典を参考にして解説する．

　Chaddock は米国の神経内科医であり，1861 年にミシガン州の Jonesville に生まれた．1885 年にミシガン大学医学部を卒業し，Traverse city にある北部ミシガン精神病院に勤務した．彼は神経学的診察手技に興味をもち，1888 年ヨーロッパに留学し，St. Louis 大学 Marion–Sims 校の神経内科・精神科の教授に就任した．1897 年に再びヨーロッパに留学し，主に Babinski のもとで研鑽を積んだ．1899 年に米国に戻り Babinski の業績を米国で紹介した．Babinski の報告から 15 年後の 1911 年に，Chaddock は Babinski 徴候を誘発する方法として外果徴候を発表し[1]，これが後に Chaddock 反射とよばれるようになった．この Chaddock 反射では，陽性であれば「外果部下の皮膚を刺激すると 1 本または 2 本

以上の足趾あるいはすべてが，開扇を伴いながらあるいは開扇を伴わない場合もあるが，背屈する」現象がみられる．

　この反射は健常者では出現せず，脊髄皮質反射路に器質的病変があると誘発され，末梢神経障害や脊髄癆では誘発されなかった．この反射は簡単な手技で誘発でき（図1），所見が明白であった．Babinski 反射では足底を刺激するので逃避反射が出現して解釈が困難なことがあるが，Chaddock 反射では逃避反射を生じることは稀であった．この反射は，Babinski 反射が一側下肢に出現する場合も，通常は両側性に出現した．さらに Chaddock 反射は，Babinski 反射が誘発される前から出現し，Babinski 反射が消失した後も消えないで残っていることがあった．

　田代によれば，Chaddock の報告の5年前の1906年に，わが国の吉村喜作が医学中央雑誌に Chaddock 反射と全く同一の誘発法を報告していた[3]．なお，足背外側から外果にかけて刺激する誘発法〔逆 Chaddock 徴候（田代徴候）〕もある．

　臨床の現場では，Babinski 反射が陰性または疑わしい場合は Chaddock 反射を実施することを勧める．

文献

1) Chaddock CG：A preliminary communication concerning a new diagnostic nervous sign. *Interstate Med J* **18**：742-746, 1911.
2) Babinski JF：Sur le réflexe cutané plantaire dans certaines affections organiques du système nerveux central. *Compt Rend Soc Biol Paris* **3**：207-208, 1896.
3) 田代邦雄：逆 Chaddock 徴候．脳と神経 **63**：839-850, 2011.

Charcot joint

- 痛覚, 深部感覚といった体性感覚の障害によって生じる関節病変.
- 糖尿病やポリオ, 脊髄空洞症などの患者に発症.
- フランスの神経精神学者, Charcot が由来.

　Charcot joint (Charcot 関節) は神経病性 (神経障害性) 関節症ともいわれ, 1868 年にフランスの著名な神経精神学者であった Charcot (1825〜1893) (図1) が, 第3期梅毒の脊髄癆患者に急速に起こった関節破壊について詳細に記載した[1]ことからその名がつけられている. しかしながら, Charcot 以前にも神経麻痺を伴う関節破壊については 1703 年に Musgrave[2]が片麻痺患者で, 1831 年に Mitchell[3]が結核による脊髄麻痺患者で報告している. Charcot は, 進行性の運動失調があり, 左肘, 右膝, 両足関節, 左膝などの関節に熱感, 発赤, 疼痛がない腫脹や軋音をきたした4症例を報告し, 脳あるいは脊髄病変による感覚低下と関節症との関連を指摘し, 栄養障害によるものと推論している. この文献には写真や図などは掲載されていないが, 翌年の 49 歳女性の左肩の剖検例の報告[4]には, 破壊された上腕骨頭のスケッチが健側とともに掲載され(図2), 胸随と腰随レベルの後索に萎縮を伴う灰白質の変性を認めたと記載されている. 1936 年に Jordan[5]が糖尿

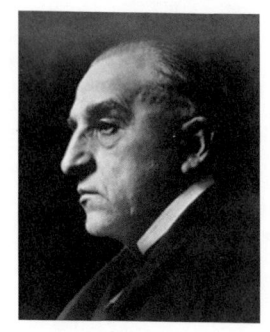

図1　Charcot

病患者にも同様の関節症がみられることを報告して以降，現在では，ポリオ，脊髄空洞症，先天性無痛覚症，関節内ステロイド注入後，ハンセン病，脊椎管癒合異常，多発性硬化症，ステロイド誘発性骨粗鬆症，アルコール中毒症など，疼痛を減ずるいかなる疾患においても起こり得ることが明らかとなっている．原因疾患として以前は梅毒が多かったが，現在では糖尿病が最も多い．原因によって好発部位が異なり，糖尿病では足・足趾関節，梅毒では股・膝・脊椎，脊髄空洞症で肩・肘に多くみられる．

Charcot は Claude Bernard, Louis Pasteur と並び称される19世紀フランスを代表する偉大な医学者であり，Charcot 関節以外にも，Charcot–Marie–Tooth 病，Charcot 病 (amyotrophic lateral sclerosis；ALS，筋萎縮性側索硬化症)，Charcot–Wilbrand 症候群，Charcot 動脈 (lenticulostriate artery；レンズ核線条体動脈)，Charcot–Bouchard 動脈瘤，急性胆管炎における Charcot の三徴(発熱，右季肋部痛，黄疸)など，15に及ぶ医学用語にその名を残している．

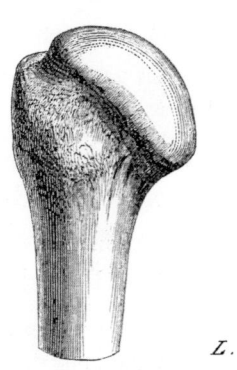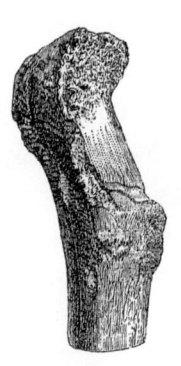

図2　左肩の剖検所見のスケッチ
上腕骨頭の破壊が著しい．　　　　　　　(Charcot, 1869)[4]

Charcot は正式な名前を Jean-Martin Charcot といい，1825 年，パリの馬具製造業者の家に生まれている．父親の Simon-Pierre Charcot は，車体製造業の義父とともに繁栄した会社を営んでいた．Charcot には弟が 3 人おり，うち 1 人が家業を継ぎ 2 人が軍人になっている．母親は Charcot が 13 歳のときに亡くなっている．また，Charcot は思慮深く無口で内向的であったが学問好きで，特に絵画と語学に秀でていたといわれている．17 世紀オランダの絵画を好み，ラブレー，モリエール，ダンテ，シェークスピアなどの古典を愛読していた．動物好きで犬，猫の他，後年はオナガザル，ロバや「harakiri（アラキリと発音）」と名付けたコンゴウインコを飼っていた．

17 歳で文学のバカロレア〔フランスの教育省が発行する中等教育（日本での高等学校教育）レベル認証の国家資格〕に合格してパリ大学医学部に登録し，初年度に 18 歳で科学のバカロレアに合格している．しかしながら，その後の医師としてのキャリアは必ずしも順風満帆ではなかった．アンテルヌ（有給の上級研修医）やアグレガシオン（教授資格試験）にはいずれも 1 回では合格せず，教授職もなかなか得ることができなかった．学位論文は，痛風と関節リウマチに関するものであった（図 3）．

1861 年，パリの Salpêtrière 病院の高齢女性患者の病棟主任に任命された．1872 年には 47 歳で病理解剖学の教授に選出されたが，内科の教授には同僚に先を越されたため，研究対象を一般の内科学から神経系の疾患に転換していった．これがかえって好機となり，ヒステリーやてんかんの分野で顕著な業績を挙げ，サルペトリエール学派を形成し，英国やロシアなど国際的にも評価されるようになり，Salpêtrière

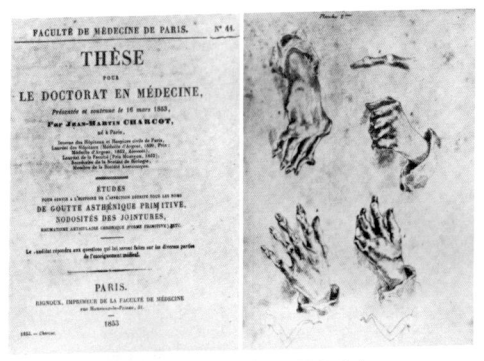

図3　痛風と関節リウマチに関する学位論文

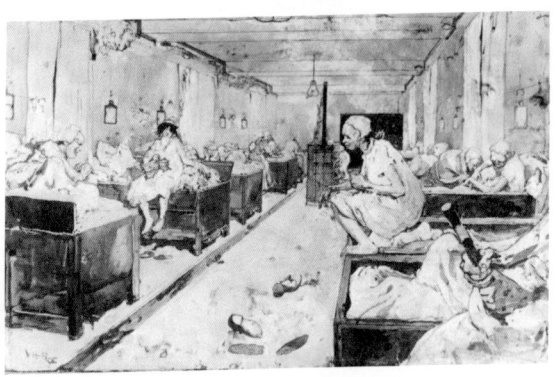

図4　1877年当時のSalpêtrière病院の病棟風景
(Daniel Vierge 作，パリ大学病院博物館所蔵)

病院が神経病理学研究のメッカとなった[6]．1877年頃，全体で4,000床あったSalpêtrière病院のうちCharcotが担当した病棟は550床で，130床がヒステリーやてんかん患者で占められていた（**図4**）．

1882年，57歳でSalpêtrière病院に新設された神経学講座の教授に選出された．この年から公開された「毎火曜日の講義（leçon du mardi）」は8〜10例の患者を提示する臨床症

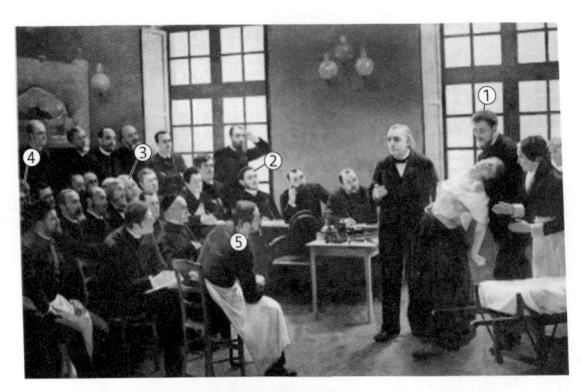

図5　Salpêtrière 病院の臨床講義風景
ヒステリーの女性患者に催眠療法が行われている．患者を後ろから支えているのが，当時病棟主任であった Babinski である．
(1887 年，André Brouillet 作，パリ第 5 大学 Descartes 所蔵)

例の検討会で，ドイツのフロイトなど，国外からも多くの医師が参加していた．1887 年，André Brouillet が描き春のサロン (パリの官展) に出品された「サルペトリエールの臨床講義 (Une leçon clinique à la Salpêtrière)」(**図 5**) には後世に名を残した，Babinski 反射 (p.10) の Joseph Babinski (①)，Charcot–Marie–Tooth 病の Pierre Marie (②)，Bourneville の結節性硬化症の Désiré–Magloire Bourneville (③)，Ribot の法則の Théodule Ribot (④)，チック病 (Tourette 症候群) の George–Gilles de la Tourette (⑤) など，そうそうたるメンバーが描き込まれている．

　Charcot は 1893 年に肺水腫で死亡し，Salpêtrière 病院のサン・ルイ礼拝堂で国葬が行われた．弟子たちが募金して病院に銅像を建てたが，第 2 次世界大戦でナチスがパリへ侵攻した際に破壊された．息子の Jean–Baptiste Charcot は冒険家となり，1910 年に南極探検で発見した島をシャルコー島と命名した．パリ 13 区の病院近くにはジャンヌ・ダルク

広場に抜けるシャルコー通りがある．Charcot は生涯で 700
編以上の論文を執筆し，1873 年からの 21 年間に 223 編の
学位論文を指導している．ヒステリー研究に関しては Vir-
chow などドイツ学派から「科学的根拠がない」と痛烈な批
判を浴びたが，幾多の困難を乗り越え，近代神経精神医学の
先駆者として大成した不屈の努力家であった．

文献

1) Charcot JM：Sur quelques arthropathies qui paraissent dépen-
   dre d'une lésion du cerveau ou de la moelle épinière. *Arch Physi-
   ol Normale Pathol* 1：161-178, 1868.
2) Kelly M：William Musgrave's De arthritide symptomatica
   (1703)：His description of neuropathic arthritis. *Bull Hist Med*
   37：372-377, 1703.
3) Mitchell JK：On a new practice in acute and chronic rheuma-
   tism. *Am J Med Sci* 8：55-64, 1831.
4) Charcot JM：Ataxie locomotrice progressive；Arthropathies de
   l'épaule gauche résultats nécroscopiques. *Arch Physiol Normale
   Pathol* 2：121-123, 1869.
5) Jordan WR：Neuritic manifestations in diabetes mellitus. *Arch
   Int Med* 57：307-366, 1936.
6) Corniou O：Vie et œuvre de Jean-Martin Charcot. Thèse de mé-
   decine, Paris XII Créteil, 2002, pp1-251.

Chopart disarticulation

・距骨と踵骨を温存可能な Chopart 関節の離断術.
・手術侵襲が少ないため安全性が高く, 断端が荷重できるなどの利点がある.
・フランスの外科医, Chopart が考案.

　Chopart disarticulation (Chopart 離断) とは, フランスの外科医 François Chopart が 1791 年に Hospice des Écoles de Chirurgie (ルイ十六世が創立した医学部付属病院) で足部腫瘍の患者に実施した中足部切断のことである[1]. 中足部を Chopart 関節で離断するので, これより近位にある距骨と踵骨は温存される (図). まず, 足背部の皮切は距舟関節よりやや遠位とし, 足底部はやや長めに皮膚を残し, 距骨と舟状骨の間および踵骨と立方骨の間で中足部以遠を切り落とす. 足底部皮膚で断端を覆うように反転し縫合する. この切断手術は侵襲が少なく安全であり, 距骨と踵骨が温存されるので脚長差を生じることはなく, 断端で直接荷重ができる利点がある. しかし, 下腿三頭筋は温存されるが背屈筋群が切離されるので, 底背屈筋力の不均衡により内反尖足をきたし断端先端に潰瘍を生じやすいのが欠点である. これらの合併症のため, Chopart 離断の原法が選択されることは稀であり, 教科書的には推奨されない切断法となった. ただし, Chopart 離断の可否を論じる前に, この切断法が生まれた歴史的背景を理解する必要があるので, Wolf[1] の論文の一部を紹介する.

　Chopart は, 1743 年にフランスのパリに生まれ, Mazarin 大学で一般教養を学び, 外科医を目指して Hôtel Dieu 病院と Pitié 病院で医学を学んだ. 1771 年に École pratique の外科

教授に就任し，解剖と外科手術を教えた．1779 年には友人らと教科書 "Traité des maladies chirurgicales et des opérations qui leur conviennent（外科疾患とその手術に関する書籍）" を出版した．1782 年には Toussaint Bordenave の後を継いで Collége de Chirurgie の生理学教授に就任した．彼は卓越した外科医で泌尿器手術のパイオニアでもあり，Pierre–Joseph Desault とともに 1791 年と 1792 年に 2 冊からなる "Traité des maladies des voies urinaires（尿路疾患の

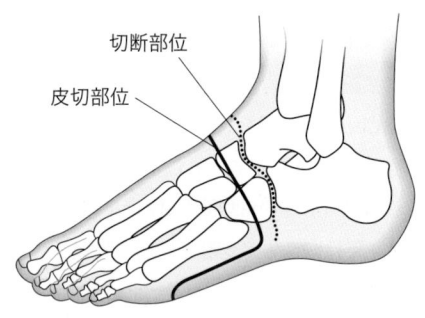

切断部位と皮切部位

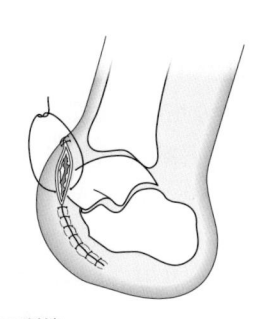

縫合後の断端

図　Chopart 離断の模式図

治療に関する書籍)"を出版した．Chopart 離断に関しては，1791 年に一度実施したが，論文発表に値するほど重要とは考えていなかったようで，Hospice（Chopart 離断を行った病院）の学生の Lafiteau が 1792 年に Chopart 離断の術式に関する論文を発表した．

Chopart が活躍した 18 世紀後半はまだ消毒法が確立しておらず，麻酔も十分ではなく（最初のエーテル麻酔手術は 1846 年），外科手術後およそ 4 割が敗血症で死亡する時代であったことを考えると，底背屈筋力不均衡の問題よりも手術侵襲が少なく感染を生じる可能性の少ない手技が，当時最も望まれていたと想像する．19 世紀にエディンバラ，そしてロンドンで活躍した有名な外科医 James Syme（1799-1870）も，当初は Chopart 離断を最も価値のある部分足切断と賞賛していたが，安定性があり耐久性にもより優れる切断方法として，1843 年に Syme 切断（p.121）を報告した．

Chopart 離断は内反尖足変形と先端部潰瘍のため不評となったが，1920 年代より術後変形防止のために前脛骨筋，後脛骨筋，長母趾伸筋を踵骨へ移行して，切離腱を縫合し，足底フラップの延長，アキレス腱延長などの手技的工夫がされるようになった[3]．また，Chopart は断端荷重ができるので術後に義足を使用していなかったが，20 世紀半ば頃より義足を使用するようになり，治療成績は改善してきた．さらに，糖尿病などによる足部部分切断は近年増加しており，Chopart 離断の再検討がなされるようになった．超高齢社会の到来と食生活の変化により糖尿病患者は著しく増加しており，重大な合併症のひとつに壊疽による下肢切断がある．足趾や足部に壊疽を生じるが，断端荷重，歩行機能維持，歩行時の心負荷軽減の観点から，可能な限り足趾や足部を温存し

下腿切断は避けたい．Chopart 離断は義足使用のもとで 12
カ月以上，下肢機能を保つことができるというエビデンスも
報告されている[2]．

　高齢化社会を迎えて，内反尖足への防止手技を加えた
Chopart 離断は，近い将来，再評価される可能性がある．

文献

1) Wolf JH：François Chopart (1743-1795) -Inventor of the partial
foot amputation at the tarsometatarsal articulation. *Orthop
Traumatol* 8：314-317, 2000.
2) Schade VL et al：Factors associated with successful Chopart am-
putation in patients with diabetes：a systematic review. *Foot
Ankle Spec* 3：278-284, 2010.
3) Letts M：The augmented Chopart amputation in children. *Oper-
at Orthop Traumatol* 8：279-286, 1996.

Cobb angle

・脊椎の弯曲の程度を示し，側弯症の診断に用いられる指標.
・米国の整形外科医，Cobb が由来.

　John Robert Cobb は，1903 年生まれの米国の整形外科医である．ニューヨークに生まれ，医学は Yale Medical School で学んだ．1934 年から，ニューヨークの Hospital for Special Surgery に勤務している．

　Hospital for Special Surgery の名前は，1940 年からで，それ以前は The Hospital for Relief of the Ruptured and Crippled という名称であった（なお，Relief of が付いている記載と付いていない記載がある）．

　Cobb angle（Cobb 角）は，脊椎側弯症の程度を評価するための客観的な指標として，現在も広く用いられている．渉猟し得た範囲の最も古い文献は，Cobb が書いた 1948 年の AAOS（American Academy of Orthopaedic Surgeons）の Instructional Course Lecture である[1]．多くの症例と側弯症の経過観察のためのチャートの実例が記載されている．Cobb 角は，図1のように，全脊椎の正面像で上下の最も傾いた椎体（上端の終椎と下端の終椎）同士の角度を測るものだが，X線写真の中で測定するために上端の椎体の上面の線と下端の椎体の下面の線に垂線を引き，そのなす角（の補角）で測定する．この測定法を詳述したあと，Cobb は，次のような記述をしている．

　"*I don't know who first thought of this method of measuring scoliosis curves but while measuring curves by Fer-*

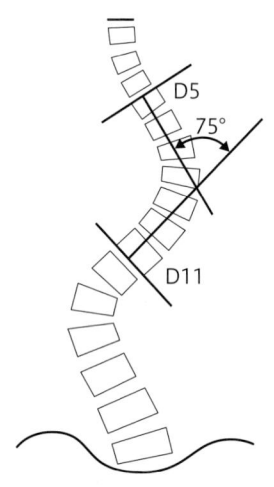

図1　1948 年の論文にある Cobb 角の測定法

guson's method in January 1935. Dr. Robert Lippman of New York suggested to me that this method might be worth trying. I have used it ever since and believe it the best method of measuring scoliosis curve."（「私は，1935 年 1 月に報告された側弯のカーブを測定する Ferguson 法を誰が考えたかはわかるが，この方法（Cobb 法）を誰が最初に考えたのかはわからない．ニューヨークの Dr. Robert Lippman が，この方法は試す価値があることを私に示唆した．それ以来，私はこの方法を用い，それが側弯のカーブを測定する最もよい方法だと信じている．」）

　1935 年の Ferguson 法として知られる側弯の角度を測定する方法は，**図2**のように，終椎と頂椎の中心を結ぶ直線のなす角であり，1939 年に発刊された著書に確認できる．上述の Cobb の文章を信じれば，考案者は不明である．しかし，Lippman の助言を得て，Cobb が測定を一般化したといっ

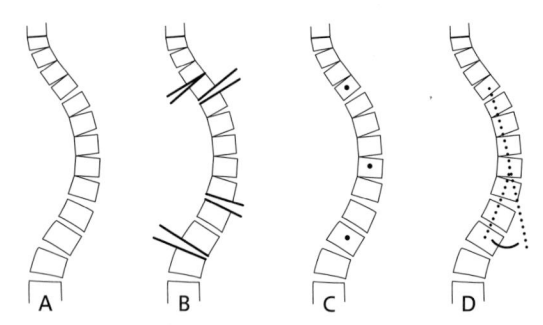

図2　1939 年に発刊された書籍にある Ferguson による測定法

てよいと思われる．このため，この測定法を Lippman–Cobb technique と記載している文献もみられる．

　Cobb 角の測定はカーブが増強する可能性のある 15 歳までは，3 カ月ごとに，立位，座位，臥位で撮影することが最も重要としている．チャートの実例も几帳面な数字が並んでおり，Cobb の人となりが感じられる．

文献

1) Cobb JR：Outline for the Study of Scoliosis. *American Academy of Orthopaedic Surgeons Instructional Course Lecture* 5：261–275, 1948.
2) Ferguson AB：Annals of Roentgenology vol. XVII. Roentgen Diagnosis of the Extremities and Spine, Chapter XVI The Spine, PAUL B. HOEBER, Inc, New York, 1939, p364.

Codman exercise

・肩関節周囲炎に対する運動．別名，振り子体操，アイロン体操．
・米国の外科医，Codman が考案．

Codman exercise (Codman 体操) は，1869 年に米国で生まれた外科医 Ernest Amory Codman に由来する（図1）．彼はハーバード大学医学部を卒業したエリート外科医であり，肩関節の疾病，特に肩関節周囲の滑液包の研究に従事し，また治療法を End result で評価すべきと主張した先駆者であった．1934 年に発刊された Codman の名著『The Shoulder — Rupture of the supraspinatus tendon and other lesions in or about the subacromial bursa』[1] に，Codman 体操について記載されている．

Codman 体操は，Calcified Deposits in Supraspinatus Tendon の章の treatment に次のように記述されている．「この疾患のとき，よく行われる治療としてストラップやバンデージで固定する方法があるが，それを行うと，炎症のある腱と滑液包のルーフの部分が癒着を起こし，関節周囲の組織は固くなり，筋は萎縮し，阻血と拘縮が発生して悪化

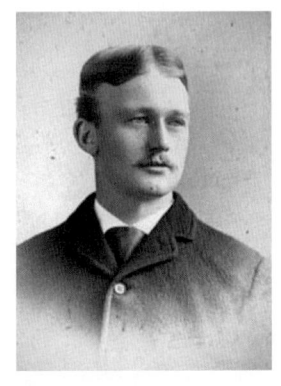

図1　Codman

する．自発的な肩甲 – 上腕の痙縮 (scapulo–humeral spasm) は，炎症のある関節を守っているので，固定や強制的な運動は行ってはならない」とし，前かがみで患者自身が行う swinging exercise（図2の説明では stooping exercise）を勧めている．なお，stoop とは，前かがみになることを意味している．起立位で肩関節を屈曲や外転しようとすると，三角筋と棘上筋が同時に収縮し，疼痛を誘発し動かせなくなる．これに対し，前かがみでの運動は，腕は力が入らない状態でぶら下げられ，棘上筋は弛緩し，動かしやすくなる．また，起立位での運動では，関節窩や肩峰が支点になるのに対して，前かがみの運動では支点が必要なくなるとも記述している．肩関節の訓練としてだけでなく，髪にブラシをかけたり，首の後ろのボタンを留めたり，あるいはシャツやコートを着る

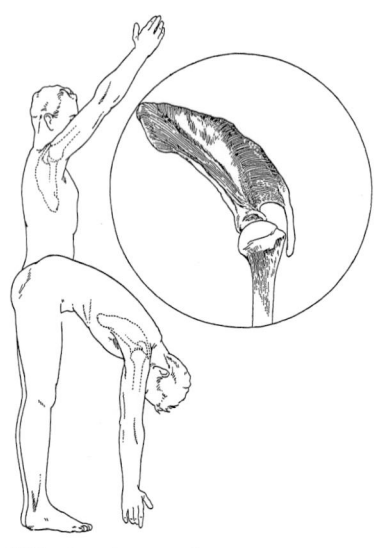

図2　stooping exercise

ときも，この姿位で行えばより楽にできると述べている．なお，Codman 体操については，同書の肩関節疾患の手術療法の章中の棘上筋断裂の保存療法の項にも，記述がみられる．

swinging exercise, stooping exercise, pendulum-like movement などの表現があり，アイロン体操を想起しがちだが，原著では，筋の弛緩の重要性を説いていることから，重錘を持たせることは想定されていない[2]．

肩関節可動域の低下や可動時痛を主訴とする患者に対し，筆者は外来で「棚の上などの高い所の物を取るのに不便はないですか？」とよく聞いていた．しかし，自分自身が肩関節周囲炎を発症した際，何に 1 番困ったかといえば，高い所の物を取ることではなく，机の下などの低い所の物を取ることであり，自分にとって，目から鱗の発見であった．高い所には滅多に使わない物が片付けてあるのであって，頻回に使う物は置かない．そのため，アクセスする頻度も低い．しかし，机の下には消しゴムや百円玉など，必要な物が次々に転がっていく．それらを取るためには，かがんでも，肩関節を屈曲もしくは外転し，手を伸ばさなければ届かない．床に落ちた物を取ろうとするとき，自然に肩関節は屈曲している．

今度床に物が落ちたときには，肩関節の可動域と Codman 体操に思いを馳せてほしい．

文献

1) Codman EA : The Shoulder-Rupture of the supraspinatus tendon and other lesions in or about the subacromial bursa. G.Miller & Co. Medical Publishers, Inc. Brooklyn, New York, 1934.
2) 鳥巣岳彦：確認したいオリジナル 1. Codman 体操とは重錘を負荷しての体操のことか？ 臨整外 42(1)：55, 2007.

Down syndrome

- 染色体異常により多発奇形や知的障害などがみられる先天性の疾患.
- 英国の内科医，Down が由来.

　Down syndrome (Down 症候群) は最も頻度の高い染色体異常症であり，知的障害，特徴的な顔貌，多発奇形を伴う疾患である．Down 症候群患者は数千年前から存在していたと考えられ，南米コロンビア Tumaco–La Tolita 文化の遺産には，ダウン症候群患者と考えられる土偶が含まれている[1]．1838年にフランスの精神医学者 Esquirol が Down 症候群患者の表現型を初めて記載し，1866 年に英国の内科医である John Langdon Haydon Down (図 1) が共通の特徴をもつ患者の表現型を人種の観点で分類した論文を発表し，Down 症候群を Mongolian type of idiocy として詳細に記載した (図 2)[2]．

　Down は 1828 年にイングランドの Torpoint という町の雑貨商の家に生まれた．14 歳まで学校に通ったが，その後家の手伝いをしていた．科学に興味をもち 18 歳でロンドンに出て，外科医の手伝いをし，さらに薬学を学んだ．その後故郷の Torpoint とロンドンの間を行き来していたが，1853 年に父が亡くなった後，Med-

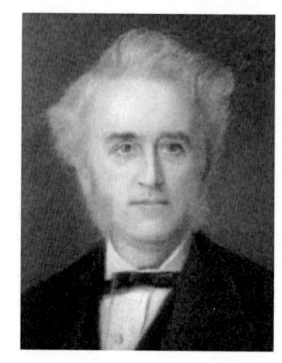

図 1　Down

ical school of London Hospital に入学した．その後 1858 年
に彼は地方にある知的障害者施設 Earlswood Asylum for Id-
iots の医療管理者となり，また London Hospital の Assis-
tant Physician も兼務した．

1868 年，Down は自身でロンドン南西部 Teddington に
Normansfield という知的障害者のためのプライベートホー
ムを建て，運動療法，感覚刺激，買い物などのロールプレイ
を実践した．彼の 2 人の息子はいずれも Medical school of
London Hospital で医学を学び，1896 年の彼の死後もこの
ホームを引き継いだ．特に息子の Reginald は Down 症候群

OBSERVATIONS ON AN ETHNIC CLASSIFICATION OF IDIOTS.

BY J. LANGDON H. DOWN, M.D., LOND.

THOSE who have given any attention to congenital mental lesions, must have been frequently puzzled how to arrange, in any satisfactory way, the different classes of this defect which may have come under their observation. Nor will the difficulty be lessened by an appeal to what has been written on the subject. The systems of classification are generally so vague and artificial, that, not only do they assist but feebly, in any mental arrangement of the phenomena which are presented, but they completely fail in exerting any practical influence on the subject.

The medical practitioner who may be consulted in any given case, has, perhaps in a very early condition of the child's life, to give an opinion on points of vital importance as to the present condition and probable future of the little one. Moreover, he may be pressed as to the question, whether the supposed defect dates from any cause subsequent to the birth or not. Has the nurse dosed the child with opium? Has the little one met with any accident? Has the instrumental interference which maternal safety demanded, been the cause of what seems to the anxious parents, a vacant future? Can it be that when away from the family attendant the calomel powders were judiciously prescribed? Can, in fact, the strange anomalies which the child presents, be attributed to the numerous causes which maternal solicitude conjures to the imagination, in order to account for a condition, for which any cause is sought, rather than hereditary

s 2

図 2　Down による Down 症候群に関する論文
(Down, 1866)[2)]

に興味をもち，Down 症候群患者の手に多くみられる猿線 (simian crease) を見出した．

　Down 症候群の原因は長年不明であったが，ヒト染色体の研究が進み，1959 年にフランスの遺伝学者 Jerome Legeune が Down 症候群における染色体過剰を見出した．近年，Down 症候群の表現型や合併症について，遺伝子レベルでの研究が進んでいる[3]．

文献

1) Bernal JE, Briceno I：Genetic and other diseases in the pottery of Tumaco-La Tolita culture in Columbia-Ecuador. *Clin Genet* **70**：188-191, 2006.
2) Down JLH：Observations on an ethnic classification of idiots. Clinical Lecture Reports. *London Hospital* **3**：259-262, 1866.
3) Megarbane A et al：The 50th anniversary of the discovery of trisomy 21：The past, present, and future of research and treatment of Down syndrome. *Genet Med* **11**：611-616, 2009.

Duchenne muscular dystrophy

- 進行性筋ジストロフィーの一種.
- 男児のみに発症し, 10 歳ごろに歩行不能となり, 呼吸障害, 心筋障害を呈する.
- フランスの神経内科医, Duchenne が第 1 例を発見.

Duchenne muscular dystrophy (Duchenne 型筋ジストロフィー) は X 染色体劣性遺伝で男子のみに発症する, 最も頻度の高い筋ジストロフィーで, 19 世紀フランスの神経内科医であった Duchenne (1806〜1875) (**図 1**) によって 1858 年に第 1 例目が発見され, 仮性肥大を伴う筋麻痺 (paralysie musculaire pseudo-hypertrophique) として 13 例が報告されている[1]. Duchenne は 19 世紀を代表する偉大な医学者であり, これ以外にも, Duchenne-Trendelenburg 徴候, Duchenne-Aran spinal muscular atrophy, Duchenne-Erb paralysis, Duchenne's disease (Tabes dorsalis), Duchenne's paralysis (Progressive bulbar palsy) などにもその名を残している.

Duchenne は正式な名前を Guillaume-Benjamin-Amand Duchenne といい, 1806 年, 英仏海峡に面した北フランスの港町, Boulogne-sur-Mer (Pas-de-Calais) で数代続いた船員の家系に生まれている. そのため, 後年その業績を讃

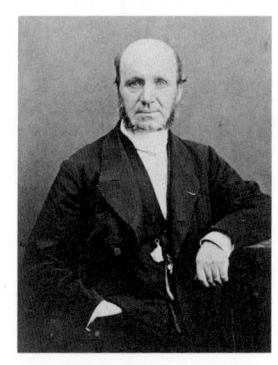

図 1　Duchenne

えて人々は貴族に準じて Duchenne de Boulogne とよんでいる.

　父親の Jean Duchenne はフランス革命時代に軍隊の船長として第2次英仏戦争(1689〜1789年)での功績を認められ, ナポレオンからレジョン・ドヌール勲章(現在もフランスの最高勲章として存在している名誉軍団国家勲章)を受けている. しかしながら Duchenne は, 父親の期待に沿うことなく, 科学への道を目指してドゥエー大学に登録し, 19歳でバカロレアに合格した. さらに, 医学を学ぶためにパリへと向かった. 当時のパリ大学医学部には, 聴診器を発明した René-Théophile-Hyacine Laënnec (1781〜1826), 手指の拘縮の研究で著名な Baron Guillaume Dupuytren (1777〜1835), 脊髄神経の前根が運動, 後根が感覚を支配していることを発見した François Magendie (1783〜1855), 多発性硬化症を初めて記載した解剖学教授 Léon-Jean-Baptiste Cruveilhier (1787〜1874), 鎖骨骨折に対する固定包帯で著名な Alfred Armand Louis Marie Velpeau (1813〜1878) などが在籍し, 薫陶を受けた. 1831年にパリ大学を卒業したが, 学位論文は Dupuytren に影響を受け火傷に関するものであった. しかしながら, 大学に残ることはできず, 同年に郷里の Boulogne-sur-Mer で開業した. 結婚して男子が生まれたが, 妻は産褥熱により死亡した. 義母から産褥熱の原因は開業医で普段から細菌にさらされている Duchenne が出産に立ち会ったためであると非難され, その一件以来69歳で脳出血で亡くなる直前まで, 妻の家族によって一人息子から引き離され, 家庭的には不幸な一生であった.

　1842年に再びパリへ戻って一般内科を開業し, 当時開発されたばかりのファラデーの電磁誘導を用いた電気刺激装置

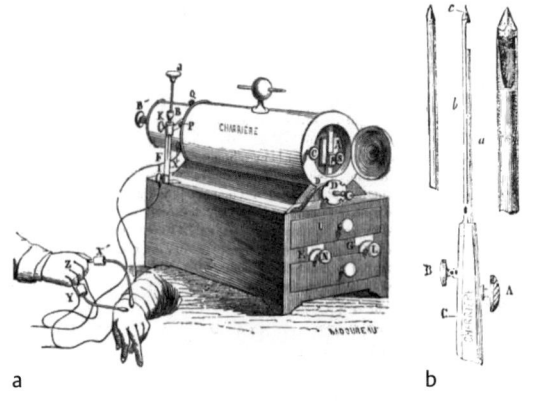

a   b

図2　Duchenne が作成した電気刺激装置 (a)，筋生検の器具 (b)
(Duchenne, 1855)[2]

を作成し (**図2a**)，体のアクセ
ス可能なあらゆる部分の筋，特
に顔面筋について詳細に研究
し，Duchenne smile (本物の笑
顔) という言葉も現在に残って
いる．また，体の内部で組織の
サンプルを採取する，筋生検の
器具 (l'emporte–pièce, Duch-
enne's trocar) (**図2b**) を発明
し，世界で最初に無麻酔下で筋
生検を行っている．彼はこのよ
うにしていくつかの疾患を描写
し，そのうちの1つが，今日そ
の名前がついた Duchenne 型

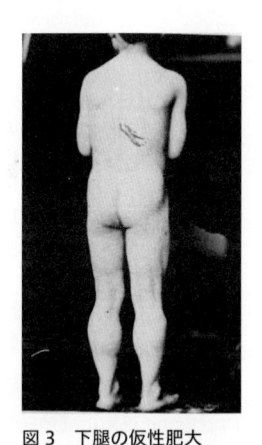

**図3　下腿の仮性肥大
（5歳男児）**
生下時から下肢筋力が弱
く，立位保持や歩行が困難
であった．生検で筋の脂肪
化が確認されている．
(Duchenne, 1862)[4]

筋ジストロフィーである (**図3**)．彼はまた，脊髄癆やポリオ
についても研究している．筋の運動生理学のバイブルとなっ

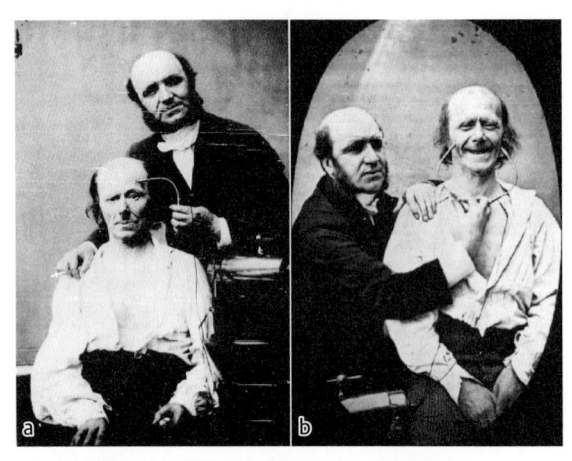

図4　前頭筋 (a) と頬筋 (b) の刺激による表情の変化
(Duchenne, 1862, 文献 4, Duchenne, 1862, 文献 5)

た2つの書物[2,3]を出版し，その中で，棘上筋が単独で三角筋と同等の外転を達成できること，短趾伸筋が唯一の真の足趾の伸筋であること，短腓骨筋が足の唯一の直接的な外転筋であること，後脛骨筋が足部の内転筋であることなども述べている．また，顔のすべての表情を電気刺激で再現して撮影し，医学書に初めて写真を掲載している(**図4**)[4,5]．これはダーウィンにも引用され，動物の感情表現の参考にされた．Duchenne は公式な病院の社会的地位はなかったが，Duchenne 以前には神経学は存在せず，Charcot (p.36) は彼を「師」と考えていた．Duchenne は神経学の創設者で，運動生理学と写真医学の嚆矢であると言うことができる．

文献

1) Duchenne GB (de Boulogne)：Recherches sur la paralysie musculaire pseudo-hypertrophique ou paralysie myosclérotique. *Arch Gén Méd* 11：5-25, 179-209, 305-321, 421-443, 552-588,

1868.

2) Duchenne GB (de Boulogne) : De l'électrisationn localisée et de son application à la pathologie et à la thérapeutique par courants induits et par courants galvaniques interrompus et continus, Baillière JB, Paris, 1855.

3) Duchenne GB (de Boulogne) : Physiologie de mouvements démontrée à l'aide de l'expérimentation électrique et de l'observation clinique et applicable à l'étude des paralysies et des deformations, Baillière JB, Paris, 1867.

4) Duchenne GB (de Boulogne) : Album de photographies pathologiques, complémentaire du livre intitulé "De l'électrisation localisée", Baillière JB, Paris, 1862.

5) Duchenne GB (de Boulogne) : Mécanisme de la physionomie humaine ou analyse électro-physiologique de l'expression des passions, Jules Renouard, Paris, 1862.

Frankel classification

・脊髄損傷による神経麻痺の重症度を 5 段階で示した分類.
・英国の医師, Frankel が由来.

　Frankel classification (Frankel 分類) は, 脊髄損傷における神経麻痺の程度 (重症度) の分類である. 英国の Aylesbury にある Stoke Mandeville 病院の国立脊髄損傷センターの Hans L. Frankel らが 1969 年に発表した論文が起源である[1].

　Stoke Mandeville 病院では, 第二次世界大戦で脊髄を損傷した兵士を受け入れ, Ludwig Guttmann が中心となって治療に当たっていた. 1948 年に第 14 回オリンピック競技大会がロンドンで開催されたが, その開会式と同日に, Stoke Mandeville 病院では脊髄損傷患者のためのアーチェリー競技会が行われた. これがパラリンピックの起源とされている. その後, Guttmann が委員長となって国際 Stoke Mandeville 大会委員会が組織され, 1960 年に第 17 回オリンピック大会が開催されたローマで, 国際 Stoke Mandeville 大会が行われた. これが第 1 回パラリンピックである. このように, Frankel が勤務していた病院は Guttmann による脊髄損傷患者の治療や障害者スポーツに関する最先端の施設であった.

　Frankel らの論文の序文には, Guttmann の 70 歳の誕生日を記念して, 彼が指導してきた治療成績を発表すると記述されている. 対象患者は, 1951 年 3 月〜1968 年 8 月に同病院へ受傷後 14 日以内に入院し保存療法 (postural reduction) にて加療された閉鎖性の脊髄損傷患者 682 名である. すべての患者の病状とその変化は, 同一の評価シートに記録

表　Frankel 分類

Complete (A)	運動と感覚の完全麻痺.
Sensory Only (B)	運動は完全麻痺, 感覚はいくらか残存. Sacral sparing (仙髄領域の回避) がある.
Motor Useless (C)	運動はいくらか残存しているが, 実用性はない.
Motor Useful (D)	使用できる運動機能が残存. 多くが独歩ないし補助具を使用した歩行が可能.
Recovery (E)	運動と感覚と括約筋の神経学的障害がない. 病的反射はあってもよい.

されている. その評価シートの解説の中に, 神経症状をどう評価するかとシートにどう記入するかが記述されており, この評価法の部分が Frankel 分類とよばれることとなった. 表は原文を和訳し簡略化したものである. 彼らの保存療法による成績では, 頸髄損傷を例にとると, 218 例中, 入院時 Frankel 分類の評価 A が 123 例で, 改善したものが 42 例 (A → B：21 例, A → C：10 例, A → D：11 例), B → A に悪化したものは 3 例であり, 退院時 A は 84 例であった. また, ベッド上の安静期間は平均 10〜12 週であった.

　彼らは保存療法を推奨し, 早期手術は必ずしも必要ないと結論付けているが, その論文の最後に,「自分達と意見が異なる人達が, 自分達の治療成績と比較する機会を得ることを希望する」とも記述している. Frankel 分類という成績を評価するための尺度が普及したことで治療法の比較が可能となり, まさに彼らの希望通りとなった.

文献

1) Frankel HL et al：The value of postural reduction in the initial management of closed injuries of the spine with paraplegia and tetraplegia. I. *Paraplegia* 7(3)：179-192, 1969.

Froment sign

・尺骨神経麻痺の検査として Tinel sign (Tinel 徴候) と併せて確認される徴候.
・1915 年，フランスの神経内科医 Froment が提唱.

　Froment sign (Froment 徴候) は Wartenberg 徴候と並び，尺骨神経麻痺の診断に用いられる古典的な徴候である．これは，両手の母指と示指で紙片などをつまんで互いに引っ張り合う動作をさせると母指の肢位が非対称となり，麻痺側では母指の IP 関節が屈曲するもので，母指内転筋麻痺のため正中神経支配の長母指屈筋により把握しようとするために起こる現象である．この徴候は，1915 年フランス・リヨン大学の神経内科医であった Froment (1878〜1946) (図 1) によって初めて報告されている．オリジナル文献[1]は B3 サイズの 1 枚もので，その中央に新聞を折り畳んだものを両手の母指と示指でつまんで引っ張る写真が掲載されている (図 2)．原著では "le signe de pouces (両母指の徴候)" となっているが，この写真から "signe de journaux (新聞徴候)"，英語圏では "Froment's newspaper sign" などともよばれている．原著で使用されている新聞は "Le" のロゴの形状から

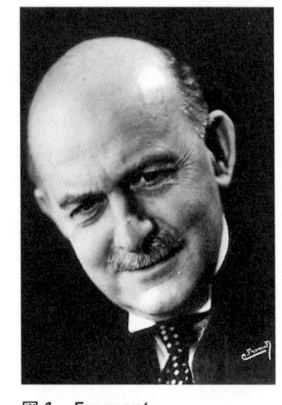

図1　Froment

1883〜1944年当時に刊行されていた"Le Matin"と推定される．この論文でFromentは，Duchenne（p.55）が母指内転筋の役割を軽視していることを批判し，母指による把握の弱さが手による道具の使用を大きく障害し得ることを指摘している．なお，本論文は，パリのSalpêtrière病院のBabinski（p.10）のもとで行われた研究で，所属のト書きには，"Travail du service du Dr.Babinski（ババンスキー教室での業績）"と記載されている．また，かさのあるものを掴ませて，わずかな力で引き抜けるかどうかでも母指内転筋麻痺の有無を知ることができることを"le signe de la préhension（把握の徴候）"として報告している[2]．これら2つの徴候は，尺側指のかぎ爪変形が明らかになる前の軽症の段階でも尺骨神経麻痺が明らかにできるとも報告している．

FromentはFroment徴候以外にも"Babinski–Froment症候群（感応精神病）"，Parkinson病の軽度の固縮をみるFromentの手首の固化徴候[3]（signe de poignet figé：起立静止を保持しようとすると固縮増強）などにその名を残している．

Fromentは正式な名前をJule Fromentといい，1878年リヨンに生まれている．1901年にリヨン大学で研修を開始し，

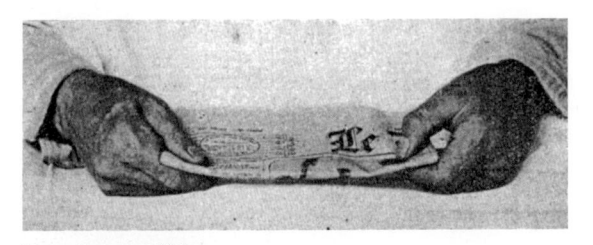

図2　Froment徴候
左尺骨神経麻痺患者における強い把握による両母指の肢位．左手では母指のIP関節が屈曲し，左右非対称になっている．

(Froment, 1915)[1]

Gradenigo–Lannois 症候群（中耳炎に外転神経麻痺による複視を合併）で著名な Maurice Lannois や Devic 病（視神経脊髄炎）の Eugene Devic などから薫陶をうけた．1906 年，「バセドウ病の心臓弁膜症への増悪効果」のテーマで学位を取得した．1913 年に准教授となり，1914～1918 年の第 1 次世界大戦中はパリの Salpêtrière 病院の Babinski のもとに赴き，パリの西部，ブルターニュ地方の Rennes で神経障害を患った数多くの戦傷者を治療し，この際に Froment 徴候などの末梢神経障害の診断に役立つ種々の神経学テストを考案した．終戦後はリヨンに戻ったが，1917 年 Babinski とともに戦争神経症に関する『ヒステリー，ピチアチスムおよび戦争の神経学における反射神経の障害』という著書[4]を出版し，当時多くの論争を引き起こした．1919 年，リヨンの赤十字病院内科部長，1921 年，Hôtel-Dieu 病院内科部長に就任した．1926 年 12 月，精神錯乱の患者に胸を刺され瀕死の重傷を負ったが同僚の外科医によって救命された．1927 年，病理学教授となり，Grange Blanche 病院（後の Eduard Herriot 病院）へ異動した．1937 年，内科教授となり 1945 年に引退した．同僚には，血管性間欠性跛行で著名であり，リヨン大学に心臓外科を創設した心臓外科教授 René Leriche（1879～1955）がいた．息子の Roger Froment（1907～1984）は，フランスで著名な循環器科医となった．

　Froment は末梢神経障害の徴候と Parkinson 病の症候に大きな功績を残した 20 世紀前半のフランスを代表する著名な神経学者であった．

文献

1) Froment J : La préhension dans les paralysies du nerf cubital et

le signe de pouces. *La presse medical* **50** : 409, 1915.
2) Froment J : La paralysie de l'abducteur du pouce et le signe de la préhension. *Rev Neurol(Paris)* **28** : 1236-1240, 1915.
3) Froment J, Gardère H : Test du poignet figé et trouble de l'équilibre. Stabilisation a minima et stabilisation renforcée. *Rev Neurol (Paris)* **1** : 347-350, 1926.
4) Babinski J, Froment J : Hysterie-pithiatisme et troubles nerveux d'ordre réflexe en neurologie de guerre, Masson, Paris, 1917.

Gerstmann syndrome

・手指失認，失書，左右定位障害，失算の4つの症状が現れる症候群.
・オーストリアの精神神経科医，Gerstmann が由来.

1924 年に Joseph Gerstmann は，手指の失認に関する症例について報告をし，その3年後さらに2症例を追加して再び報告した．この2つの論文は翻訳[1]されたものを読むことができる．これらの報告をもとに 1930 年に Gerstmann は，手指失認が失書，左右定位障害，失算と同時に起こることがあり，その症状と，角回と第二後頭回との移行部の障害とを結びつけた．その後この4つの症状は Gerstmann syndrome（Gerstmann 症候群）とよばれるようになる．さらに Gerstmann は，右利きでは損傷が左半球にあること，またこの4つの症状の基本には身体図式の障害があると述べた．

この症候群は広く受け入れられた．ところが 1960 年以降，一部の学者から公に批判された．たとえば，Gerstmann 症候群の4症状の相互の相関は他のいわゆる頭頂葉症状（構成失行や失読）に比べて特に強いとはいえない，Gerstmann 症候群があっても左シルヴィウス裂の周辺後部に損

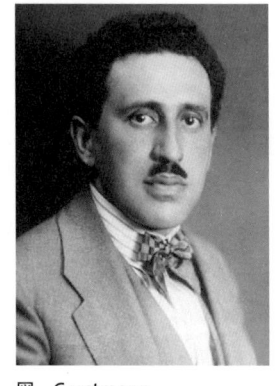

図　Gerstmann

傷があることを意味するにすぎない，Gerstmann 症候群の症状が増えるにつれて失語の合併が多くなるなどの批判である．

このような混乱の要因のひとつは，杉下ら[1]が述べるように，Gerstmann の述べる Gerstmann 症候群の症状がどのような症状かがはっきりしないことにある．以下 Gerstmann の記載[1]をみてみる．

まず手指失認であるが，「個々の指を掴む，呈示するようにいわれても，それに誤りを示す」とある．さらに，「一般的な意味での理解力の障害はなく，話された言葉の理解に障害がない．また指の命名をさせると，指の命名に失敗する．他の自発話の障害がない．また指を一本一本自在に動かすことが困難で，指の動きに制限がある」と書かれている．ただ，言語を介さない命令などについてはっきりとした記載がない．左右定位障害であるが，「右手で左目を指差すというような交叉性二重命令ができない」とある．ただ，同側性二重命令などに障害があるかは明確でない．失書であるが，「自発書字，書き取りに比べて写字の障害は軽度である」と読める．ただ，この失書を他と区別する特徴は書かれていない．失算であるが，「加減乗除に問題がある」とある．ただ，これが数字の読み書き障害に由来するのか，演算操作の障害かなどが明確でない．以上，誤反応などの具体的記載が少ないので，これらの４つの症状がたとえば失語に由来するものではないなどと断定できない．

このような混乱を生んだ要因の２つ目に症候群という考え方についての相違があるのではないだろうか．Gerstmann 症候群を虚構とみなす人々は，それぞれの構成する症状はそれぞれ独立で無関係で４つの症状を１つにまとめる必要は

ないとする．しかし Gerstmann 症候群はこの 4 つの症状が揃うときにのみ意味があり，別個の症状として論ずること自体が問題だとする考えもある．

　この 4 つの症状があると Gerstmann の述べる部位に損傷があることを肯定的にとらえる意見もあり，またこの Gerstmann 症候群はそれぞれ別個ではなく共通の元があるとする考えもある．しかし詳細は今でもよくわかっていない．

　Gerstmann は 1887 年にオーストリアで生まれ，ウィーン大学で学び，後にウィーン大学精神神経科の教授を務めた．進行麻痺のマラリア療法などの研究が初期にある．その後渡米し，1969 年に米国で亡くなっている．

文献

1) 板東充秋，杉下守弘：Gerstmann 症候群（Gerstmann J）．精神医学 24(6)：665-670, 773-780, 1982.

Hoehn–Yahr grading stage

- Parkinson 病症状の重症度を評価するために考案された評価基準.
- 米国の神経科医，Hoehn と Yahr が由来.

　Hoehn–Yahr grading stage (Hoehn–Yahr 重症度分類) とは Parkinson 病 (p.100) 症状の全般的重症度を表現する尺度である (表).

　まず Parkinson 病とは，James Parkinson が最初に記載した慢性進行性の変性疾患であり，振戦，運動緩慢，筋強剛の症状に加えて，歩行障害，姿勢反射の消失，さまざまな自律神経障害を呈する.

　1967 年に Margaret M. Hoehn と Melvin D. Yahr は Par-

表　Hoehn–Yahr 重症度分類

I	一側性障害のみ．通常，機能障害はないか，あってもごく軽度．
II	両側性障害があるが，姿勢保持の障害なし．
III	立ち直り反射に障害がみられる．これは患者が方向転換するとき，足を揃え目を閉じた状態で立ったままの平衡状態を押されたときに明らかになる．活動はある程度は制限されるが，職種によっては仕事をすることが可能である．機能障害は軽度から中等度であるが，まだ誰も頼らないで生活することができる．
IV	病気は進行し，重度の機能障害を有する状態．患者はまだ歩行や起立することを支えなしにできるが，いろいろなことが明らかにできなくなっている．
V	介助なしには，ベッドまたは車椅子に押し込められた状態．

(Hoehn et al, 1967)[1]

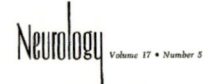

図　Hoehn と Yahr の論文 [1]

kinson 病症状とその発症，進行と死亡率という論文を Neu-
rology に発表している（図）[1]．その時点で既に Parkinson が
その著書を世に問うてから 150 年が経っていた．この病気
の進行について大きなばらつきがあるにもかかわらず，多数
例を用いてそのことを研究した報告が少ないことから，彼ら
は 856 例の Parkinson 病と Parkinson 症候群の患者を対象
に，その症状，進行，死亡率について研究した．その論文の
成果の 1 つは，Parkinson 病の初発症状の頻度を明らかにし
たことである．振戦は 70%，歩行障害 11%，体の固さ
10%，動作緩慢 10%，筋肉痛 8%，手先の器用さの消失 7%，
書字の障害 5%，うつ症状などの精神症状 4%，構音障害 3%
と報告されている．まだドパミン製剤が広く用いられてはい

ない時代のデータで，発症年齢は今より低い例が多くはある
が，極めて貴重なデータである．欧米の主要な神経学の教科
書に引用されているのも当然といえよう．

　そのスケールであるが，論文中に「どの例も，臨床的な障
害のレベルに応じた任意のスケールで格付けされた」とある．
それが現在でも用いられているスケールで，stage 1～5 の評
価である（表）．このスケールは簡明で使い勝手がよいので，
世界中で広く用いられている．わが国の特定疾患の調査票に
もこのスケールを用いての評価を書く欄がある．

　しかし，この分類はやや大雑把であることから，0.5 おき
に改変したものも提唱されている．stage 1 と 2 の間に，stage
1.5 として stage 1 の状態に体幹障害のあるもの，stage 2 と 3 の
間に，stage 2.5 として stage 2 の状態に加えて後方突進が
あるが自分で立ち直れるもの，同様に stage 3.5 として，軽
度から中等度の Parkinson 病症状にバランス障害があり，家
庭内のみ自立しているもの，stage 4.5 として，高度の Par-
kinson 病症状，介助すれば歩行可能というものである．し
かし，改変したスケールについてはまだ十分なデータがない
という指摘もある．

　一方，オリジナルのスケールは姿勢反射の障害などを重視
して，たとえば上肢の機能について十分言及されていないと
いう批判がある．実際の医療の現場では，Parkinson 病症状
評価スケール（unified parkinson's disease rating scale；UP-
DRS）が用いられている[2]．これは Parkinson 病の各種症状
の重症度を数値化して示したもので，Hoehn–Yahr 重症度分
類と日常生活動作の評価の両方を兼ね備えた評価尺度として
世界的に使用されている．

文献

1) Hoehn MM, Yahr MD：Parkinsonism：onset, progression, and mortality. *Neurology* 17：427-442, 1967.

2) Stern MB：The clinical characteristics of Parkinson's disease and parkinsonian syndromes：diagnosis assessment. In：The Comprehensive Management of Parkinson's disease, Stern MB, Hurtig HM(eds), PMA Publishing Corp, New York, 1988, pp33-41.

Horner syndrome

・上位の交感神経が損傷，または障害されることで眼瞼下垂，
　縮瞳，および無汗症が生じる病態．
・スイスの眼科医，Horner が由来．

　Horner syndrome（Horner 症候群）は，眼部と顔面の交感
神経系の障害によって生じる同側性の軽度の眼瞼下垂，中等
度縮瞳，顔面発汗低下と紅潮を 3 主徴とする病態を呈する
（図 1）．交感神経支配である上下瞼板筋が麻痺すると上眼瞼
は下垂し，下眼瞼は挙上し，結果的に眼裂が狭小化する．交
感神経支配である瞳孔散大筋が麻痺しても，副交感神経支配
の瞳孔括約筋に障害はなく，そのため筋力不均衡を生じ，結
果的に縮瞳となる．顔面のエクリン汗腺や血管は外頸動脈に
沿って上行する交感神経線維により支配されている．これが
障害されると発汗は低下し，血管は拡張するので皮膚温昇や
紅潮を呈する．

　眼・顔面への交感神経の走行は，①中枢性下行ニューロ
ン：視床下部から交感神経脊髄下降路を通り毛様体脊髄中枢
（第 8 頸髄と第 3 胸髄の間の脊髄灰白質中間外側）へ至る，

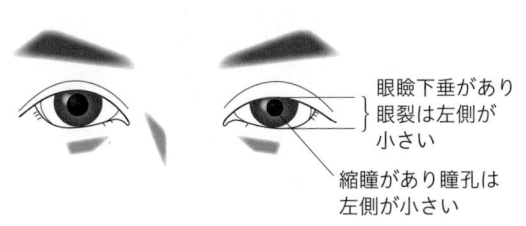

眼瞼下垂があり
眼裂は左側が
小さい

縮瞳があり瞳孔は
左側が小さい

図 1　Horner 症候群の特徴

②節前ニューロン：毛様体脊髄中枢から脊髄前根を通り交感神経幹を形成して上行し脊髄神経節の一つである上頸神経節に至る，③節後ニューロン：上頸神経節から内頸動脈に沿って上行し複雑に分岐や吻合をしながら眼瞼や網様体・瞳孔散大筋に分布するもの，外頸動脈に沿って顔面の血管やエクリン汗腺を支配するものに分かれる．したがって，交感神経の走行は，視床下部の中枢から眼・顔面の末梢器官に至るまで，3種類のニューロンから成る（図2）．

中枢性下行ニューロン障害は脳梗塞による Wallenberg 症候群 (p.132) が代表的であり，その他の症状として嚥下障害，対側上下肢の温痛覚鈍麻，同側運動失調などを生じることが多い．その他の原因として，腫瘍，外傷，急性散在性脳脊髄炎，脊髄空洞症などもある．節前ニューロン障害は，外傷による損傷や医原性障害（ドレーン刺入，神経ブロックなど）が多く，腫瘍では Pancoast 腫瘍が有名である．節後ニュー

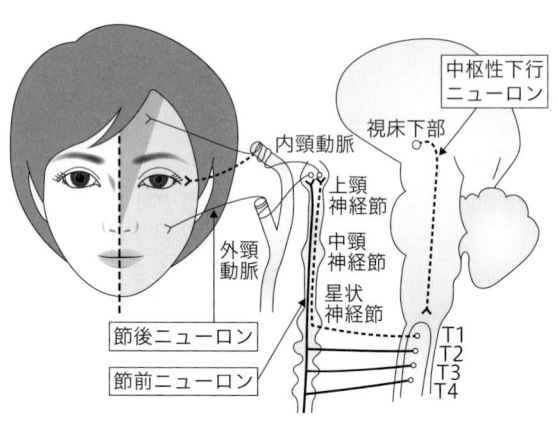

中枢性下行ニューロン（----），節前ニューロン（——），
節後ニューロン（――）

図2　顔面の交感神経経路

ロン障害は内頸動脈瘤や解離, 炎症や腫瘍などが原因となる
ことが多い.

　この眼部・顔面交感神経障害が Horner 症候群とよばれる
ようになった理由は, 1869 年, スイスの眼科医であった
Johann Friedrich Horner (図 3)(1831-1886)が, 同側の眼
瞼下垂, 縮瞳, 半側顔面紅潮, 温度上昇と発汗消失を呈した
患者を報告し, これらの症状の組み合わせは交感神経障害が
原因であると考察した功績による[2]. それでは Horner の足
跡を van der Wiel の論文に基づき振り返ってみよう[1].

　Horner は 1831 年に医師の家庭の第 2 子としてチューリッ
ヒに生まれ, 文法学校 (当時の中等教育で大学入学を目指し
た教育) で学び, 1849 年にチューリッヒ大学に進学して医
学生となった. なお, 両親は 1852 年に亡くなり, 祖父が学
費や留学費用を払っていた. 勉学のために各地を訪問したが,
眼科学に関してはベルリンで von Gräefe に最新の科学的眼
科学を学んだ. その後オランダの Utrecht 大学で有名な生理
学者で眼科医である Donders に教えを受けた. パリでは
Broca (p.23) とも交流をもった. 1856 年 1 月にチューリッ
ヒに戻り一般医となった
が, 同年 5 月にチューリッ
ヒ大学の無給講師となり,
しだいに眼科学に情熱を傾
けるようになった. 1862 年
に講座外教授, 1873 年に
正教授に就任した. Horner
の最も有名な論文は "Über
eine Form von Ptosis (眼瞼
下垂の一形態に関して)" で

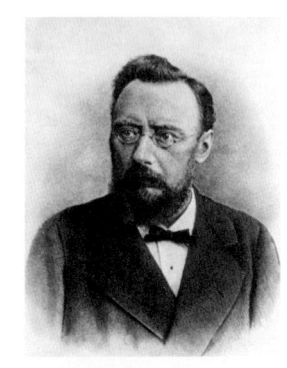

図 3　Horner

75

あり[2]，わずか6ページと短く参考文献も含まれておらず，眼交感神経麻痺発見の功績を主張もしていない．

一方，Horner の報告の 142 年前の 1727 年に François Pourfour du Petit がイヌの交感神経幹切断，17 年前の 1852 年に Claude Bernard がウサギの交感神経切断により同様の症状が出現することを報告していた．そのためフランスでは Horner 症候群を Claude Bernard syndrome とよんでいる．しかし，人の臨床症状を丁寧に記載し，症状の組み合わせと分布から交感神経障害であると適切に考察した功績により，一般的には Horner 症候群の名称が広く用いられている．

文献

1) van der Wiel HL：Johann Friedrich Horner (1831-1886). *J Neurol* 249：636-637, 2002.
2) Horner JF：Über eine Form von Ptosis. *Klinische Monatsblätter für Augenheilkunde* 7：193-198, 1869.

Hugh–Jones classification

・呼吸器疾患患者の運動機能と呼吸困難から重症度を評価するための分類.
・英国の内科医，Hugh–Jones が考案.

　Hugh–Jones classification (Hugh–Jones 分類) は，わが国のリハビリテーションの教科書の多くに載っている呼吸困難の評価法である．Philip Hugh–Jones は英国の内科医で，ウェールズの首都である Cardif の Llandough Hospital にある，じん肺研究部門に所属していた際に運動負荷試験に関する報告を行った (**図, 表**)[1]．この中で，主にウェールズの炭鉱夫の呼吸障害では，運動負荷試験による指標と本分類による息切れ (breathlessness) の程度との間に相関があることを示した．この論文にも書かれているように，Hugh–Jones が用いた息切れの臨床指標は，同じ研究部門に所属する Fletcher によるものであり，Fletcher は肺気腫に伴う息切れの臨床グレードとして本分類を紹介している[2]．したがって近年は，本分類を

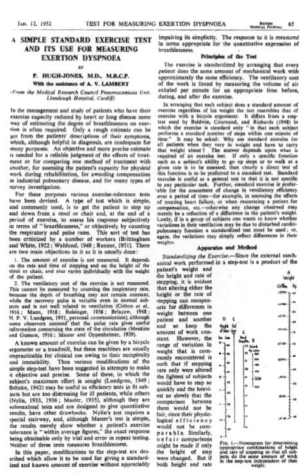

図　Hugh–Jones による運動負荷試験に関する論文

(Hugh–Jones et al, 1952)[1]

表　Hugh-Jones 分類

1	同年齢の健康者と同様の労作ができ，歩行，階段昇降も健康者並にできる．
2	同年齢の健康者と同様に歩行できるが，坂道・階段は健康者並にはできない．
3	平地でも健康者並に歩けないが，自分のペースなら1マイル以上歩ける．
4	休み休みでなければ50ヤード以上歩けない．
5	会話・着替えにも息切れがする．息切れのため外出できない．

筆者注：日本語訳は一定していない．
　　　　　　　　　　（Hugh-Jones et al, 1952, 文献1を筆者が訳）

Fletcher-Hugh-Jones classification とよぶこともある．

　本分類の日本語訳には，いくつかの問題点が指摘されている．1つ目は Grade 3 に関するもので，「平地で健常者と同様には歩けないが，自分のペースで1マイル以上歩ける」という内容であるが，日本語訳により1マイル（＝約1.6 km）となっているものと1 km となっているものが混在していること．2つ目は Grade 4 に関するもので，Fletcher の論文には「休みながらでなければ100ヤード以上歩けない」とあるが，Hugh-Jones の論文では50ヤードとなっており，多くの日本語訳ではこれが50 m となっていることである．

　しかし実際には，本分類は海外ではあまり使われておらず，わが国でも呼吸器内科領域では同様である．代わりに modified Medical Research Council (MRC) dyspnea scale が用いられ，日本呼吸器学会による『COPD（慢性閉塞性肺疾患）診断と治療のためのガイドライン』（第4版，2013年）にも掲載されている．これは Hugh-Jones 分類の改訂版ともいえるものであるが，はじめに MRC 息切れスケールを作成した委員会の委員長を Fletcher が務めていたため当然である．

当初の MRC 息切れスケールは Hugh-Jones 分類と同じく Grade 1〜5 であったが，現在広く使われている米国胸部疾患学会 (American Thoracic Society) による修正版は Grade 0〜4 となっている．また，MRC 息切れスケールの修正版はこれ以外にも多数存在し[3]，使用する際には注意が必要である．

分類

1) Hugh-Jones P, Lambert AV：A simple standard exercise test and its use for measuring exertion dyspnoea. *Br Med J* 1：65-71, 1952.
2) Fletcher CM：The clinical diagnosis of pulmonary emphysema；an experimental study. *Proc R Soc Med* 45：577-584, 1952.
3) 宮本顕二：MRC 息切れスケールをめぐる混乱―いったいどの MRC 息切れスケールを使えばよいのか？ 日呼吸会誌 46：593-600, 2008.

Katz index

- 日常生活動作 6 項目の機能レベルを段階的に把握するための指標.
- 米国の医師，Katz が考案.

Katz index (Katz インデックス) とは，米国の医師である Sidney Katz と Benjamin Rose 病院のスタッフが，高齢で慢性疾患をもった患者の治療効果や経過に関する研究のために開発した日常生活動作 (ADL) の評価指数である[1,2]．Katz は 1950 年代中頃より大腿骨頸部骨折で入院した患者の身体的，心理的，社会的状況の調査に取り組み，そのデータを分析して ADL を分類する方法を開発し，1963 年日常生活自立指数 (表 1) が Journal of the American Medical Association に掲載された[1]．その後，科学的データに基づく ADL 評価方法として広く用いられ，Katz インデックスとよばれるようになった．

Katz インデックスが取り扱う ADL は，入浴，更衣，トイレ，移乗，尿便管理，食事の 6 項目である．各項目にはそれぞれ 3 つの選択肢があり，ADL 状況の説明が記載されている．すなわち，患者の ADL の実行状況をそれぞれ 3 つのいずれかに評価し分類するが，各項目の判定自体は自立と依存の 2 段階である (表 1)．この評価の特徴は，各項目の評価値を求めて合計するのではなく，ADL 障害の内容を階層的にとらえて，A (入浴，更衣，トイレ，移乗，尿便管理，食事が自立)，B (これらの活動の 1 つを除いたすべてが自立)，C (入浴，さらに 1 つを除いたすべてが自立) …… G，その他

表1　Katz インデックス（オリジナルの表を筆者訳）

日常生活動作自立指数

日常生活動作の自立指数は，入浴，更衣，トイレに行くこと，移乗，尿便管理，食事が，機能的に自立または介助の評価に基づいている．機能的自立および介助の定義は指数の下に示す．

A－入浴，更衣，トイレに行くこと，移乗，尿便管理，食事が自立
B－これらの活動の1つを除いたすべてが自立
C－入浴，さらに1つを除いたすべてが自立
D－入浴，更衣，さらに1つを除いたすべてが自立
E－入浴，更衣，トイレに行くこと，さらに1つを除いたすべてが自立
F－入浴，更衣，トイレに行くこと，移乗，さらに1つを除いたすべてが自立
G－6つの活動すべてが介助
その他－少なくとも2つの活動が介助，しかしC, D, E, F には分類できない．

自立とは，下記の状況を除き，監視，指示，人的介助を要しないことを意味する．患者がその活動を実行できると思われても実行しない場合は，していないとみなす．

※各項目の定義は省略

下記の活動のそれぞれに対して，当てはまる記載にチェックを入れて下さい（介助とは，監視，指示または人的介助を意味する）．

訳者注：「＊」の付いた項目にチェックを入れると自立と判断する．

入浴－スポンジで洗う，浴槽またはシャワー
[ ]＊　介助を受けない（通常浴槽を用いるのであれば，自分で浴槽に入り，出る）．
[ ]＊　体の一部分のみ，入浴に介助を要する（背中や足など）．
[ ]　　体の一部分以上に，介助を要する．または入浴しない．

更衣－タンスや引き出しから衣服を取り出す－下着，外套，ファスナー操作（使用していれば装具を含む）
[ ]＊　介助なしに衣服を取り出し完全に身につける．
[ ]＊　靴ひもを結ぶのを除き，介助なしに衣服を取り出し，身につける．
[ ]　　介助のもとで衣服を取り出し，身につける，または部分的にあるいは完全に脱ぐ．

トイレに行くこと－排尿・排便のためにトイレに行くこと，後始末と衣服を整える
[ ]＊　介助なしにトイレに行き，後始末をし，衣服を整える（補助具，たとえば杖，歩行器，車椅子を使用してもよいし，夜間に差し込み便器や簡易便器を用いて朝始末をしてもよい）．
[ ]　　介助のもとでトイレに行き，後始末をし，排泄した後衣服を整える，もしくは，夜間に差し込み便器や簡易便器を用いる．
[ ]　　排泄のためにトイレに行かない．

移乗
[ ]＊　介助なしに椅子からと同様に，ベッドに乗り移り，ベッドから離れる．杖や歩行器など，補助具を用いてもよい．
[ ]　　介助のもとで，ベッドや椅子に乗り移り，ベッドや椅子から離れる．
[ ]　　ベッドから離れない．

尿便管理
[ ]＊　排尿と排便を完全に自分で管理できる．
[ ]　　時に失禁がある．
[ ]　　排尿や排便管理に監視を要する，カテーテルを用いる，または失禁状態．

食事
[ ]＊　介助なしに自分で食事をする．
[ ]＊　肉を切ったりバターをパンに塗ったりする時の介助を除き，自分で食事をする．
[ ]　　食事に介助を要する，またはチューブや点滴により部分的にあるいは完全に栄養を受けている．

の8区分に判定する点である．ADL項目の難易度を考慮して ADL 障害を階層的にとらえることは魅力的ではあるが，項目ごとに点数で評価をして患者ごとの特徴や全体的重症度を示す Barthel 指数 (p.14) や Functional Independence Measure (FIM) よりも優れているとはいえない．1976 年には ADL 項目は同じで選択肢は自立と依存の2つとし，自立と判定された項目数より，全項目自立：0，5項目自立：1，……，自立項目なし：6 とする修正版が報告された (表2)[2]．一方，自立を1点，依存を0点とし，6項目の合計点で自立度を表す変法もいくつかの施設で使用されているようである．

　この ADL 評価は当時としては先進的な取り組みであり，評価項目はその後に開発された BI や FIM の構成要素となっている．Barthel 指数は Katz インデックスの項目に，整容，歩行，階段昇降が追加されており，FIM はさらに認知機能の項目が追加されている．評価尺度に関しては，Katz インデックスは自立と介助の2段階であるが，BI は2〜4段階尺度，FIM は7段階尺度であり，Katz インデックスは治療効果の判定には感度が劣るなどの問題があり，現在は使用されることは少なくなった．しかし，Katz インデックスが有名である理由は，Katz インデックスは ADL が科学的に評価される契機となり，さらに Katz 自身が高齢者医療やケアの質的向上に大きな貢献をしたからであろう．

　Noelker らの論文によれば[3]，Katz は 1924 年にオハイオ州クリーブランドに生まれ，父親は雑貨店を営んでいた．教育や医学への道は母親の激励によるものであるが，医師としては回り道をしている．第二次世界大戦が始まったので高卒後に海軍を志願し，医療部隊に所属した．その間にウイルス学に興味をもち，除隊後に Western Reserve 大学医学部で

表 2　改訂版 Katz インデックス

0＝自立が全 6 機能 (入浴，更衣，トイレに行く，移乗，排泄管理，食事) 　　1＝自立が 5 機能で依存が 1 機能 　　2＝自立が 4 機能で依存が 2 機能 　　3＝自立が 3 機能で依存が 3 機能 　　4＝自立が 2 機能で依存が 4 機能 　　5＝自立が 1 機能で依存が 5 機能 　　6＝依存が全 6 機能

自立とは，特に下記を除き，監視，指示または積極的な人的介助がないことを意味する．これは実際の状況に基づき，能力に基づくものではない．活動遂行を拒否する患者は，たとえできると思われても，活動を行っていないとみなされる．

入浴 (スポンジ，シャワーまたは浴槽)
　　自立：体の一部 (背中や麻痺肢) の洗浄にのみ介助を要する，または，完全に一人で入浴をする．
　　依存：体の 2 箇所以上の洗浄に介助，浴槽の出入り，あるいは一人で入浴をしない．

更衣
　　自立：クローゼットやタンスから衣服を取り出す，衣服や上着を着る，装具をつける，ファスナーを操作する，靴紐結びは除外する．
　　依存：一人で着替えない，または部分的に着替えないままでいる．

トイレに行く
　　自立：トイレに行く，便座に座り立ち上がる，衣服を整える，陰部を清潔にする．
　　　　　(夜のみ使用する差し込み便器を自分で管理してもよい，そしてまたは，支援装置を用いてはならない)
　　依存：差し込み便器や室内用便器を用いる，またはトイレに行き用足しをするのに介助を要する．

移乗
　　自立：ベッドに一人で乗り降りする，そして一人で椅子に座り立ち上がる (支援装置を用いても，あるいは用いなくてもよい)．
　　依存：ベッドそしてあるいは椅子に乗り降りするのに介助を要する，1回以上移乗を遂行できない．

排泄管理
　　自立：排尿と排便を自分で完全にコントロールする．
　　依存：部分的にあるいは完全に尿失禁または便失禁，浣腸，カテーテル，または規則的な尿瓶そしてまたは差し込み便器の使用により，一部があるいは全体が管理される．

食事
　　自立：食べ物を皿もしくはそれと同等のものから口へ運ぶ (肉を切り，バターを塗るなどの食べ物の準備は評価から除く)．
　　依存：食事動作に介助 (上を参照)，全部は食べないか，非経口的栄養補給をする．

医学を学び，1948 年に同大学を卒業し，米国がん協会の特別会員となった．その頃朝鮮戦争が始まり，1951 年に Katz は志願して軍隊に入り，ウイルス性出血熱の診断・治療プログラム作成に取り組んだ．戦争から復帰後，Western Reserve 大学で医学・予防医学の研究を開始したが，高齢者の

長期診療のためのプロトタイプのリハビリテーション病院である Benjamin Rose 病院を紹介され，高齢者医療に取り組むことになった．Katz は従来の医療モデルではなく，多職種専門家が集まるチーム医療で全人的な取り組みを目指し，エビデンスを重視した．これらの流れの中で Katz インデックスが開発され，高齢者医療やケアの進歩，ナーシング・ホームの改善に大きく貢献した．Katz インデックスはわが国では ADL 評価法として有名ではあるが，Katz の多大な功績の中ではほんの一部に過ぎない．

文献

1) Katz S et al：Studies of illness in the aged. The index of ADL：a standardized measure of biological and psychosocial function. *JAMA* **185**：914-919, 1963.
2) Katz S, Akpom A：A measure of primary sociobiological functions. *Int J Health Serv* **6**：493-507, 1976.
3) Noelker LS et al：A new paradigm for chronic illness and logn-term care. *Gerontologist* **54**：13-20, 2014.

Lasègue sign

- 坐骨神経痛の診断に用いられる検査の一つ.
- 別名, 下肢伸展挙上テスト (SLR テスト).
- フランスの内科医, Lasègue が由来との説には疑義があり, 第2手技も存在する.

　Lasègue sign (Lasègue 徴候) は坐骨神経痛の診断に汎用される徴候で, 仰臥位で下肢を伸展位のまま挙上し, 70度未満で坐骨神経に沿う放散痛がみられる場合が陽性で, 下肢伸展挙上テスト (straight leg raising test, SLR テスト) ともよばれている. その名は19世紀のフランスの著名な内科医であった Lasègue (1816～1883) (図1) に由来している. しかしながら, この名称については疑義を唱えるものが多い[1-6]. 従来からその根拠とされてきた1864年の Lasègue の腰痛に関する論文[7]にはこの徴候に関して全く記載がなく, その後の論文でも Lasègue 自身はこの徴候について一切言及していない. この徴候は, 弟子の Forst が1881年に学位論文 (図2)[8]で詳しく紹介している. この論文によると, Lasègue 徴候には, 下肢伸展挙上の第1手技 (図3) に加え, 膝を屈曲させて下肢を股関節に近づけるもう1つの第2手技 (図4) があり, 第1手技で疼

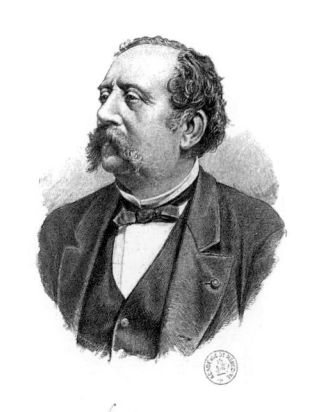

図1　Lasègue

痛誘発があり，第2手技で疼痛誘発がない場合のみを陽性としている．メカニズムについては，坐骨神経が筋に圧迫されるためであると述べている．しかしながら歴史上，この徴候を初めて記載したのは，セルビアの内科医Lazarević であり，原因についても坐骨神経の伸張によると，正しく記載している[9]．しかし，この論文はセルビア語で書かれていたため，国外に広まることがなかった．1884 年にはドイツ語に翻訳された論文も

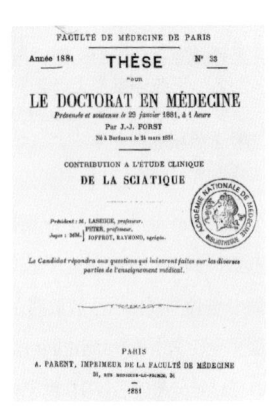

図2　Forst の学位論文
主査はLasègue と記されている．
(Forst, 1881)[8]

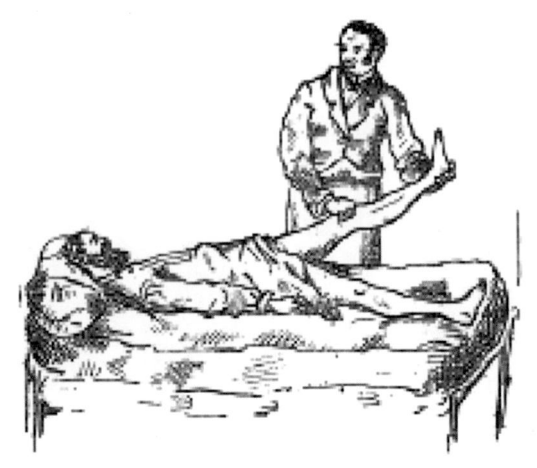

図3　Lasègue 徴候　第1手技

(Forst, 1881)[8]

発表している[10]．したがって歴史的にはこの徴候の嚆矢は Lazarević であり，Lasègue-Lazarević sign とすべきであるという意見もある[11]．下肢の伸展挙上で坐骨神経が伸張することについては，de Beurmann が既に 1884 年屍体の坐骨神経をゴムチューブに置換した実験で証明している[12]が，近年の屍体を用いた諸家の研究では椎間孔レベルで 2～8 mm 伸長すると報告されている[13]．Lasègue は Lasègue 徴候以外にも "Lasègue-Falret 症候群"（感応精神病），"Lasègue gangrene"（気管支壊疽），"Lasègue 病"（偏執病），"Lasègue 症候群 I"（被害妄想），"Lasègue 症候群 II"（転換性ヒステリー）などにその名を残している．

　Lasègue は正式な名前を Ernest-Charles Lasègue といい，1816 年パリに生まれている．父親の Antoine Lasègue は，著名な植物学者で司書をしていた．聡明で地元の高等学校 Lycée Louis-le-Grand で哲学とギリシャ語を学び，英語やドイツ語に堪能でラテン語も流暢に話せた．1838 年，22 歳で同校の教師となったが，後に偉大な生理学者となる親友

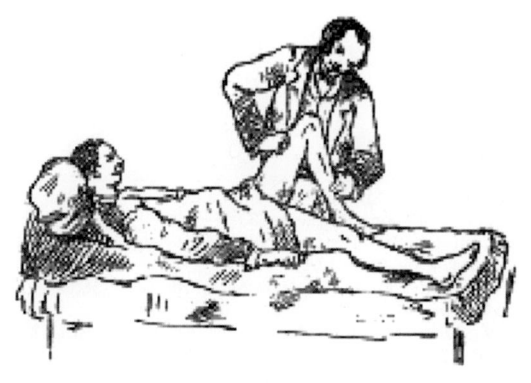

図 4　Lasègue 徴候　第 2 手技

(Forst, 1881)[8]

Claude Bernard に出会って感化され，医学の道を目指した．1846 年，"De Stahl et de sa doctrine médicale（シュタールとその医学学説）"のテーマでパリ大学にて学位を取得した．1852 年，Trousseau 徴候で有名な Armand Trousseau の chef de Clinique（筆頭助手）となり，1853 年"De la paralysie générale progressive（進行性全身性麻痺について）"と題する論文を発表してアグレガション（教授資格試験）に合格した．同年，バレー圧痛点で知られている François Valleix らと共に医学雑誌"Archives générale de la médecine"の共編者になっている．1867 年に病理学教授，1869 年に Pitié 病院の内科主任教授になり，1883 年に 67 歳で糖尿病の合併症のため亡くなるまでこの地位にとどまっている．1871 年にレジョン・ドヌール勲章（シュヴァリエ）を受け，1876 年医学アカデミー会員に選出されている．研究領域は神経学，精神医学，心理学，内科学，小児科学，医学史など多岐にわたり，生涯で 115 の論文を執筆している．アルコール中毒，ヒステリーの他，アンギナ（口峡炎）に関する成書[14]も出版している．

　Lasègue 徴候は歴史的にその語源に疑義が残り，内容も正確には後世に伝えられなかった代表的な用語であるといえる．

文献

1) Wartenberg R：Lasègue sign and Kernig sign, Historical notes. *AMA Arch Neurol Psychiatry* 66：58-60, 1951.
2) Dimitrijević DT：Historical note, Lasègue sign. *Neurology* 2：453-454, 1952.
3) Wilkins RH, Brody IA：Neurological classics XXII, Lasègue's sign. *Arch Neurol* 21：219-220, 1969.
4) de Sèze S：Histoire de la sciatique. *Rev Neurol (Paris)* 138：1019-1025, 1982.
5) Pearce JMS：J.-J. Frost and Lasègue's sign. *J Neurol Neurosurg Psychiatry* 51：1157, 1988.
6) Drača S：Foreign scientists on the contribution of Serbian phy-

sician and scientist Dr. Lazar K. Lazarević to medical science. *Srp Arh Celok Lek* **144** : 111-115, 2016.

7) Lasègue C : Considérations sur la sciatique. *Arch Gén de Méd* **2** : 558-580, 1864.

8) Forst JJ : Contribution à l'étude clinique de la sciatique. *Thèse* **33** : 1-52, 1881.

9) Lazarević LK : Ischias postica Cotunnii. *Srp Arh Celok Lek* **7** : 23-35, 1880.

10) Lazarević LK : Ischias postica Cotunnii : Ein Beitrag zu deren Differential-Diagnose. *Allg Wien Med Ztg* **29** : 425-426, 1884.

11) Igić R : Can outstanding research be done under less than ideal conditions? *Einstein J Biol Med* **20** : 23-27, 2003.

12) de Beurmann : Note sur un signe peu connu de la sciatique : Recherches expérimentales. *Arch Physiol Norm Path* **16** : 375-380, 1884.

13) Urban LM : The straight-leg-raising test : A review. *J Orthop Sports Phys Ther* **2** : 117-133,1981.

14) Lasègue C : Traité des angines, P. Asselin, Paris, 1868.

Liepmann disease

・「失行とは運動障害（麻痺など）や了解障害，失認がなく，課題の理解も保たれているのに，指示された運動や物品を正しく行えない状態」とドイツの医師，Liepmann が定義づけたことによる．

　Hugo Karl Liepmann は失行について多大な貢献をなし，今でも研究者に影響を与えている（図）．

　Apraxia（失行）という言葉は Liepmann によって最初に用いられたわけではない．失行という名称を最初に用いたのは Steinthal である．ただその後断片的に記述された失行は，対象物の認知の障害やあるいは失象徴によるものとみなされた．後者の asymbolie（失象徴）という用語は，Finkelnburg によって提唱されたもので，慣習的なサイン，言語，他の象徴的記号，さらには場所，人，物体などの認知障害を指す広い概念である．

　このような状況の中，Liepmann は，まず行為の障害を失語や失認から分けて独立の症状であることを確立した．そして，その失行例の剖検例から失行の病巣が左半球の頭頂葉を中心とした領域にあることを見い出した．Liepmann の最初の報告例は，主に右上肢に次の障害がみられた．運

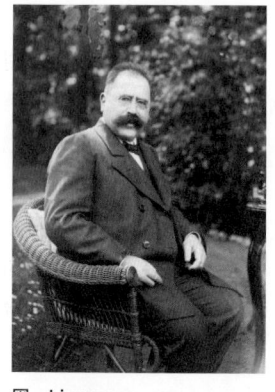

図　Liepmann

動の模倣ができず，また櫛などを扱うことができない．たとえば歯ブラシをペンのように使い，スプーンのようにも扱うという．また，水差しからコップへ水を注ぐとき，右手は空のコップを口に持っていくなどがみられた．

さらに研究を進め，Liepmann は失行を観念失行 (ideational apraxia)，観念運動失行 (ideomotor apraxia)，肢節運動失行 (limbkinetic apraxia) の 3 型に分類した．これら 3 型に分類することは，それぞれを生じさせる脳の部位が異なることからも支持されると Liepmann は考えた．観念失行について Liepmann は，「肢節の運動自体は障害がなく，観念企図が指示することを行うことができる．だがこの観念企図が不完全であるものを指す」とした．また，観念運動失行とは「肢節運動自体は保たれており，場合によっては多くの運動を巧みに行うが，そうしたいときにできない状態を指す」という．肢節運動失行は，「運動のエングラムが障害され，単純で熟達した運動が障害された状態」であるという．

Liepmann は 1863 年にベルリンの教養あるユダヤ人家庭に生まれた．最初に哲学を修め，学位論文で博士号を得ている．その後医学に道を変え，ブレスローに赴き Wernicke 失語で有名な Wernicke に師事した (p.135)．その後 Daldolf 精神病院に移り，そこで失行の研究を行った．

このように業績を上げた Liepmann であったが，公的には私講師，名誉職にすぎない教授職に甘んじざるを得なかった．反ユダヤ主義の風潮に妨げられたためである．それに加えて，彼は後年 Parkinson 病に苦しめられた．そして 1925 年，Liepmann は服毒自殺を遂げる．己の精神力・体力の減退を感じ取って，研究執筆ができなくなったことからその道を選んだといわれる．

Liepmann は倫理的な人であった．第一次大戦中ドイツが封鎖された際，彼は自分の病院の患者が摂っている食物より多く食べようとしなかった．このように飢餓に耐えたため，体重が60ポンド (約28 kg) 減ったという．また Parkinson 病に罹った後も，心暖かい医者として戦傷による脳病者に接した．

　本項では Liepmann の失行をごく簡単にしか説明していないので，詳しくは成書をご覧いただければと思う．また Liepmann その人については遠藤の解説[1]を適宜参照している．

文献

1) 遠藤正臣：フーゴー・リープマン著「失行の病像―半側失行の1例を基礎として」の歴史的背景と失行論のその後の発展．神経心理学の源流　失行編・失認編 (秋元波留夫・他 編)，創造出版，2002, pp66-74.

Lofstrand crutch

・医療用補助器具の 1 つ．腕に装着して使用する杖．
・開発者の Lofstrand が由来．

Lofstrand crutch（Lofstrand 杖，腕部支持型杖）は，T 字杖と松葉杖の中間的な形態で，手で把握する hand grip より上（近位）に，前腕を支持するカフ（スリーブ）が装着されたものである．開発者は，Anders R. Lofstrand Jr. であり，1945 年に米国で特許出願がなされ，1948 年に承認されている．特許番号は，US2453632 である．

Lofstrand Jr. は，A. R. Lofstrand Sr.（父であろう）が社長を務める Lofstrand Company の研究者の 1 人であった．その会社の記載をみると，所在はメリーランド州で，業務内容は殺虫剤の散布機，グラス洗浄機・消毒機，消火器，装具の部品，折り畳み式杖（原文では collapsible crutches），木工用器具，非鉄金属の鋳造，実験用器具の開発と製造となっている．したがって，おそらく Lofstrand Jr. は医師ではなく，技術者であったと思われる．

特許出願書類をみると，現在も使用されている長さの調整のための機構（2 本の管状の部品を組み合わせて，中から飛び出す小さな突起が外の管状の部品に開けた穴に引っ掛かって止まる機構）が詳細に記述されている．図は出願書類に添付されている図であるが，よく見ると Fig.1〜5 が組み合わせて描いてある．形態的には，現在の物と全く変わるところはなく，完成形である．

Lofstrand 杖は，①握力が弱く，杖を把持したとき，左右

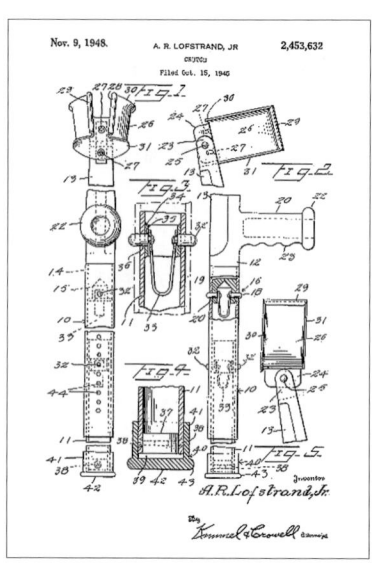

図　Lofstrand crutch の特許出願書類に添付された図
(Patent no.US2453632, 1948)

への不安定性がある場合，②肘関節の伸展力が弱い場合など
に用いられるが，そのような記述は出願書類にはなく，手を
離してもカフが前腕に引っかかって，杖を持たなくてもサポー
トが得られることが利点として記載され，たばこの火を付け
るなど，手が関与する行動を行いやすくなるとしている．こ
の点において，前腕部のカフの役割をどのように認識してい
たのかは不明であった．実際に Lofstrand 杖を使用してみる
と，歩行時に杖が前傾する際，カフにより前腕が前方に押さ
れ，肘関節が強制的に伸展される．そのとき，手掌には圧力
を感じることから，推進力の一助となる．

　今回渉猟した範囲では，Lofstrand Jr. が書いた論文はみつ
からなかった．書いていないためか，データベースに収録さ
れていないためなのかは不明である．

Marfan syndrome

・結合組織に障害を有し，骨格，眼，心臓，血管，肺などに症状が現れる先天性遺伝子疾患.
・フランスの小児科医，Marfan が由来.

Marfan syndrome (Marfan 症候群) は常染色体優性遺伝形式で発症する結合組織代謝異常で，全身の器官にさまざまな病変をもたらすが，特に心臓血管系・筋骨格系，そして眼に顕著な症状をきたす．生下時から青年期までに診断されることが多いが，成年以降に突然大動脈解離をきたして発見されることもある．その名称は，フランスの小児科医であったMarfan (1858〜1942) (図 1) が，1896 年に先天的に四肢が細長い 5 歳 6 カ月の女児の症例を "dolichosténomélie (クモ状肢)" として報告した[1]ことによる．このオリジナル文献には，華奢な手足をもつ患児の写真とクモ状の長い指趾のスケッチが掲載されている (図 2)．しかしその後，心大血管合併症や水晶体偏位の合併例が多いことが判明し，Marfan が報告した症例は現在の診断基準には合致せず，congenital contractural arachnodactyly (先天性拘縮性クモ状指趾症) であったと考えられている．

Marfan 症候群の発生頻度は人種や性にかかわらず

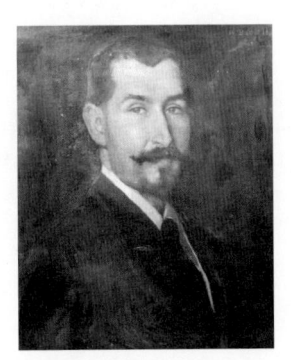

図1　Marfan

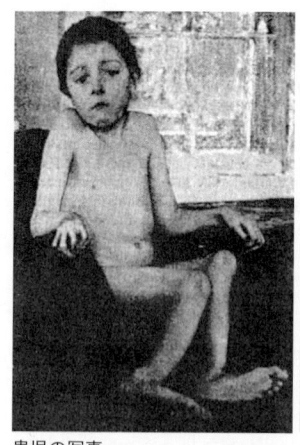
患児の写真

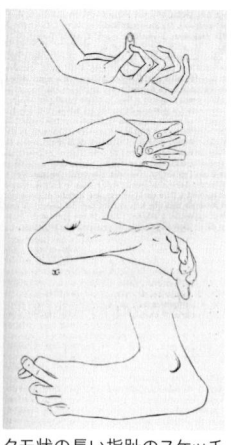
クモ状の長い指趾のスケッチ

図2　5歳6カ月の女児の症例

(Marfan, 1896)[1]

人口3,000〜10,000人に1人で，うち2/3が親からの遺伝で，1/3が散発例である．原因遺伝子として現在，15番染色体にあるフィブリリン1 (*FBN1*) と3番染色体にあるトランスフォーミング増殖因子-βのレセプター遺伝子 (*TGFBR2*) が特定されている．Marfan症候群では大動脈の中膜が脆弱となって嚢胞性壊死をきたし，大動脈解離・大動脈弁輪拡張・大動脈弁閉鎖不全・僧帽弁逸脱・僧帽弁閉鎖不全などを生じる．なかでも僧帽弁逸脱は，半数以上の症例にみられ弁置換術などが行われる．身体所見として高身長・るい痩・細長いクモ様指趾・関節弛緩性等が特徴的で，母指を中に入れて拳を握らせると母指がはみ出る母指徴候 (Steinberg sign[2]，図3a) や他側の手首を母指と小指でつかませると指が重なる手首徴候 (Walker sign[3]，図3b) などがみられる．眼の症状としては近視が最も多く，60%の患者で水晶体偏位がみられる．網膜剥離による視力喪失も起こる．胸肋関節の軟骨

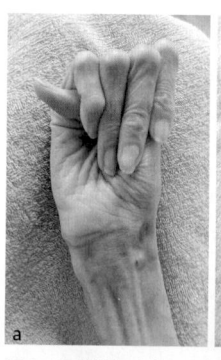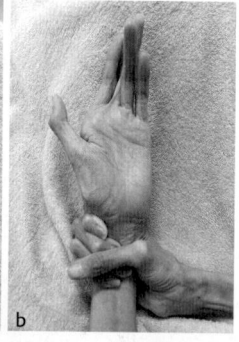

図3　母指徴候（a）と手首徴候（b）
症例は家族歴のある56歳女性で，15歳時に右網膜剥離，40歳時に急性大動脈解離を発症している．（当科で心臓リハビリテーションを行った症例）

異常により，胸骨が前方へ押し出されて鳩胸，あるいは後方へ陥没して漏斗胸の胸郭変形を生じる．前弯や後弯を伴う胸腰椎の脊柱側弯が10～60％にみられる．腰仙部の硬膜拡張は下肢痛や麻痺を生じ得る．

　生命予後は，近年では早期に診断され，心臓血管合併症に対する治療が適切に行われれば健常者とほぼ変わりがないようになった．指が長いために一般には困難な演奏をすることができ，ヴァイオリニストのニコロ・パガニーニ，ピアニストのセルゲイ・ラフマニノフはMarfan症候群であったのではないかといわれている．その他の著名人では作曲家のメンデルスゾーン，米国のリンカーン大統領，フランスのド・ゴール大統領などが挙げられ，ド・ゴール大統領は解離性大動脈破裂で死亡した．また，高身長をいかしてバスケットボールやバレーボールの選手になって活躍するものが多く，ロサンゼルスオリンピック女子バレーボールの銀メダリストであったフローラ・ハイマンは1986年日本での試合中に大動脈解

離で死亡した.

Marfan は正式な名前を Bernard–Jean Antoine Marfan といい, 1858 年 6 月 23 日に南仏オード県の Castelnaudary で医師の家庭に生まれた. 文学と科学のバカロレアに合格した後, 父親は Marfan が辛く, 収入の少ない田舎の医師になることに反対し, エコール・ポリテクニーク (理工科学校) へ進むことを勧めたが, Marfan の意志は固く, 1877 年から Toulouse 大学で 2 年間医学を学んだ. 1879 年 9 月にエクステルヌ (無給の下級研修医) 採用試験に備えるためにパリへと向かい, Pitié 病院の Lasègue (p.85) のもとで研修生となった. 1881 年 12 月にアンテルヌ (有給の上級研修医) に採用され, Cochin 病院の外科で研修を開始した. 1887 年 1 月「肺結核における胃の障害と病変」の研究[4]で学位を取得した.

Necker 病院の病理解剖研究室の指導教官, 筆頭助手, 研究室長を経て 1892 年教授有資格者に指名された. Jacques Grancher の後に小児部門を引き継いだ. 1901 年からジフテリア部門長を 6 年間務め, 初めて乳児外来を開設し, 保健衛生学についても教鞭をとった. 主な研究テーマは結核・ジフテリア・栄養学で, Jacques Grancher, Jules Comby とともに『小児科学概論』(Traité des maladies de l'enfance)[5] を出版している. 1908 年に小児病院長, 次いでパリ大学医学部の診療部門長となり, 1914 年 6 月に医学アカデミー会員に選出された. 1914 年 10 月に小児の保健と臨床を担当する教授職となった. 1913〜1922 年に乳児に関する雑誌 "Le Nourrison" の編集者も務めた.

1920 年にパリ 14 区 Denfert-Rochereau 大通りの l'hospice des Enfants Assistés (現在の Saint-Vincent-de-Paul 病院) へ

異動して数多くの医師を育て，高い乳児死亡率に対する挑戦
に専念した．新生児の栄養と保健衛生状態を改善し1920年
の時点で50%であった乳児死亡率を1931年には7%にま
で減少させた．1928年に70歳で引退した．郷里のCastel-
naudaryを愛し，家を持ち続けて休暇の度に帰郷していた．
1942年2月11日に83歳でパリの自宅で亡くなった．Mar-
fanは，乳児医療の分野に多大な功績を残した先駆者であり，
フランスにおける小児科学の創始者の1人であった．

文献

1) Marfan A：Un cas de déformation congénitale des quartre mem-
bres, plus prononcée aux extrémitiés, caractérisée par l'allonge-
ment des os avec un certain degré d'amincissement. *Bulletins et
memoires de la Société médicale des hôpitaux de Paris* 13：
220–226, 1896.
2) Steinberg I：A simple screening test for the Marfan syndrome.
AJR 97：118–124, 1966.
3) Walker BA, Murdoch JL：The wrist sign. A useful physical find-
ing in the Marfan syndrome. *Arch Intern Med* 126：276–277,
1970.
4) Marfan A：Troubles et lésions gastriques dans la phtisie pulmo-
naire, Thèse de médecine, Paris：G. Steinheil, 1887.
5) Traité des maladies de l'enfance, publié sous la direction de
Grancher, J, Comby J, Marfan A. Paris：Masson, 5 volumes,
1897–1898.

Parkinson disease

- 無動（寡動），筋強剛，振戦，姿勢調節障害を特徴とする代表的な錐体外路性疾患.
- 英国の外科医，Parkinson が由来.

　Parkinson disease（Parkinson 病）の最初の記載は，James Parkinson によって 1817 年に出版された『An Essay on the Shaking Palsy』と題する本にある[1]. この本は世界に数冊しか残っていない. ある雑誌にその全文が記載されていることに気づいた故豊倉康夫先生が，3 名の先生とともに翻訳し，『パーキンソン病の原著と全訳』と題して出版した[1]. 本項は主にその本に依っている.

　Parkinson によって書かれた本は，序言，第 1 章「定義—疾病の自然史—症例呈示」，第 2 章「疾患特有の他覚的症候—不随意の静止時振戦—急ぎ足の歩行障害」，第 3 章「紛らわしい他の疾患と振戦麻痺との鑑別」，第 4 章「近因—遠因—症例呈示」，第 5 章「治療法についての考察」からなる，わずか 60

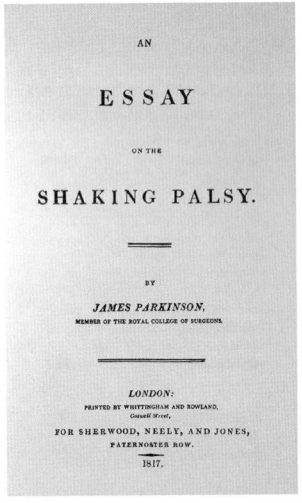

図　Parkinson の著書『An Essay on the Shaking Palsy』

ページ足らずの本である.

　序言に, Parkinson がこの本を執筆した理由が書かれている.「Parkinson 病の経過は非常に長い. このため同一の症例について長期にわたってこの病気の患者を観察し続けるか, 年余にわたって正確な病歴を知ることが重要である. どちらも満たす有利な機会に自分は恵まれた. その結果, この病気の本態に対して, なんらかの推測ができる」と述べている. 豊倉先生が本書でいわれているように, 長期観察, 症状の類似による推論, 病気のいろいろな時期の症状の解析による疾病自然史の構成という手法を用いて, Parkinson はこの病気が 1 つの疾患単位であることを確立したのである.

　続く第 1 章では, 疾病の自然史が書かれている. 発症が極めて緩徐であること, 振戦が最初片側から始まり徐々に他の部位に広がること, 振戦は他の随意運動によって一時的に抑制されることがあること, 前屈みの姿勢, 前方に倒れやすいこと, 運動の振幅が小さく遅いこと, 急ぎ足で小走りになる歩行を示すこと, 便秘, 唾液の分泌が多いことなどが述べられている. これらの記載は極めて正確である. そして 6 例の症例が提示されるのだが, そのうちの 2 例は街の中で見つけた例である. Parkinson は街を歩く人々を絶えず観察していたのだろう. また 6 例目の記載では, 後の世の脳定位手術の可能性まで示唆している. 病気の途中で脳卒中になり右麻痺が生じたが, そのとき右上下肢には振戦が消失し, 麻痺の回復につれてまた振戦が現れたと述べられている. 残念ながら 2 章以下の紹介は省略するが, この病気を 1 つの疾患単位と確信するまでになされた Parkinson の忍耐に強い感動を覚える.

　この Parkinson の本は, すぐには評判とはならなかった.

およそ 70 年も経ってから Jean–Martin Charcot (p.36) がこの本を絶賛し，この病気を Parkinson 病とよぶことを提唱している．Parkinson 病では筋強剛がみられること，振戦は必発ではないことを Charcot は記載している．

Parkinson の父は薬剤師兼外科医であったという．父の代からおそらくある特定の患者を診察しており，それが Parkinson 病の記載につながったのではないかと筆者は推察する．父の後を継いだ頃からはロンドンの Hoxton Square に住んでいた．Parkinson は政治パンフレットを出し，医事衛生の啓蒙活動も行った．地質学，化石の研究にも熱心であった．さらに貧しい人の側に立ち続ける人であったという．

文献

1) Parkinson J：An Essay on the Shaking Palsy, London, 1817，パーキンソン病の原著と全訳（豊倉康夫・他 編著），三共，1974.

Phalen test

・手根管症候群の症状誘発テストの1つ.
・米国の整形外科医, Phalen が由来.

　George S Phalen は, 1911 年生まれの米国人の整形外科医である. Phalen test (Phalen テスト) として知られる手根管症候群の診断手法は, 彼が Cleveland Clinic に在職しているときに報告をしている. 当時, hypertrophic arthritis (肥厚性関節症) や橈骨遠位端骨折後の偽関節などに伴う遅発性正中神経麻痺は知られていたが, 誘因のない手根管部での正中神経麻痺については, あまり知られていなかった. Phalen が 1950 年に発表した 3 例の詳細な症例報告[1]の論文中に, 1913 年に Marie と Foix が解剖時に母指球の強い萎縮と横手根靭帯より遠位の明らかな正中神経の神経腫を発見し報告した旨の記載がある. また, 1947 年に Brain ら[2]が, 6 例の誘因のない手根管での正中神経の圧迫による麻痺に対して, 横手根靭帯の切除により治療に成功したことも引用している.

　Phalen による症例報告は, 診断した 4 例のうち手術した 3 例に対しての詳細な報告であるが, 診断手法にいわゆる Phalen テストは登場しない. これが報告されたのは翌年の 1951 年, JAMA の論文である[3]. この論文では, 過去 2 年間に経験した 11 例の手根管症候群 (3 例は 1950 年の論文の症例と同じ) の検討を行っている. 診断の章において, 正中神経領域の感覚異常, 母指球の萎縮, Tinel 徴候 (p.124) とともに, 60 秒間手関節を鋭角に掌屈すると, しびれや感覚

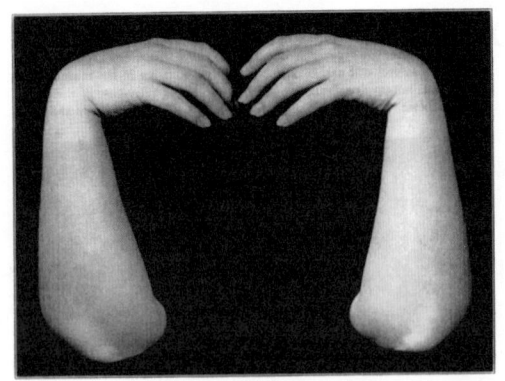

The wrist-flexion test is positive when numbness and paresthesia in the median-nerve distribution in the hand are reproduced or exaggerated by holding the wrists in complete flexion for from thirty to sixty seconds.

図　1966 年の論文に掲載されている Phalen テストの原法
手関節を強制的に掌屈していない点が，現在用いられている手技と異なっている.
原著にある図の説明の和訳：30〜60 秒の間，手関節を完全に掌屈させた状態を保たせることにより，手の正中神経領域のしびれや感覚異常が再現されるか増強された場合，手関節掌屈テストを陽性とする.

(Phalen, 1966)[4)]

異常が増強し，元に戻すと改善する現象を記述し，多くの症例で診断に有用なテストであると記載している. 背屈すると手根管内の圧が上がるにもかかわらず，掌屈で症状が悪化する理由は横手根靱帯の端でより強く正中神経を圧迫するのだろうと推測している.

　この論文には，Phalen テストの図はないが，1966 年の論文には，手関節掌屈テスト (wrist-flexion test) として紹介し，写真がある (図)[4)]. 前腕を垂直にし，30〜60 秒間，手関節を完全に掌屈させるよう指示すると記載されていて，現在の教科書に載っている手背を合わせて手関節の掌屈を強制するものとは異なっている.

文献

1) Phalen GS et al : Neuropathy of the median nerve due to compression beneath the transverse carpal ligament. *J Bone Joint Surg Am* 32A(1) : 109-112, 1950.
2) Brain WR et al : Spontaneous compression of both median nerves in the carpal tunnel : six cases treated surgically. *Lancet* 1 : 277-282, 1947.
3) Phalen GS : Spontaneous compression of the median nerve at the wrist. *J Am Med Assoc* 145(15) : 1128-1133, 1951.
4) Phalen GS : The carpal-tunnel syndrome. Seventeen years' experience in diagnosis and treatment of six hundred fifty-four hands. *J Bone Joint Surg Am* 48(2) : 211-228, 1966.

Ranvier's nodule

・有髄神経線維で，ほぼ一定間隔で髄鞘が中断され，くびれている (軸索が露出している) 部分.
・フランスの解剖学者，Ranvier が発見.

Ranvier's nodule (Ranvier 絞輪) は，有髄神経の軸索を覆うミエリン (髄鞘) の間に規則的に存在している切れ目であり，神経インパルスの伝導に重要な役割を果たしている．フランスの著名な解剖学者であった Ranvier (1835～1922) によって発見されている (**図1**)．有髄神経は無髄神経とは異なり，末梢神経では Schwann 細胞 (p.111)，中枢神経ではオリゴデンドロサイトが絶縁体を構成する脂肪の一種であるミエリンを形成して軸索を覆っており，線維の太さにもよるが，約 1～2 mm 間隔で 1 μm の間隙 (Ranvier 絞輪) を有している．無髄神経では軸索に沿って順番に電位が変化して電気的信号が伝達されるのに対して，有髄神経では電位差のある Ranvier 絞輪を介して信号が効率的に伝達される跳躍伝導が行われ，無髄神経に比して約 10 倍の 50 m/sec の速さで神経インパルスを伝達することができる (**図2**)．

1871 年，Ranvier は，神経線維が単なるチューブではなく，周期的なくびれ (étranglements annu-

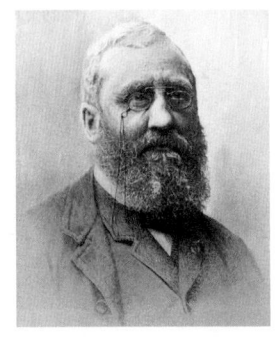

図1　Ranvier

laires) をもっていることをフランス科学アカデミーで報告している[1]．このときの座長は生理学分野で著名な Claude Bernard であり，短報には発見した事実が文章のみで記載されている．Ranvier は翌 1872 年の原著論文において，カルミン・オスミウム酸・硝酸銀の 3 種の染色液を用いて成家兎・成犬・ヨーロッパアカガエルの坐骨神経，マウスの胸神経などを観察し，それぞれの絞輪のスケッチを掲載している（図3）[2]．この構造物を初めて発見したのは Ranvier であったが，跳躍伝導のメカニズムを解明したのは，日本人で主に米国で研究活動をしていた生理学者の田崎一二（たさきいちじ）(1910〜2009) であった[3]．

Ranvier は，正式な名前を Louis-Antoine Ranvier といい，1835 年 10 月 2 日，フランスのリヨンで生まれている．初等教育と医学教育をリヨンで受けた後，1860 年パリ大学病院のアンテルヌ（有給の上級研修医）に合格し，1865 年，骨組織の発生と骨・軟骨病変に関する論文で学位を取得した[4]．医学部で組織学を教えながら，同僚の Victor André Cornil とともにパリ 6 区 Quartier latin の Christine 通りに私立の組織学研究所を創設し，Cornil が正常解剖を，Ranvier が病理解剖を医学生に教えていた．当時，病理解剖学者らは

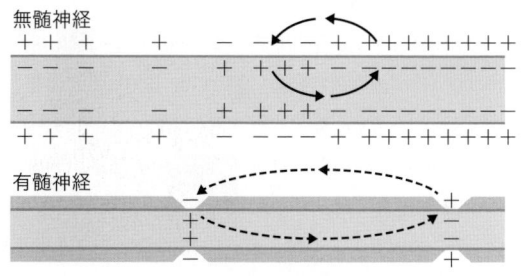

無髄神経

有髄神経

図 2　無髄神経と有髄神経の信号伝達の違い

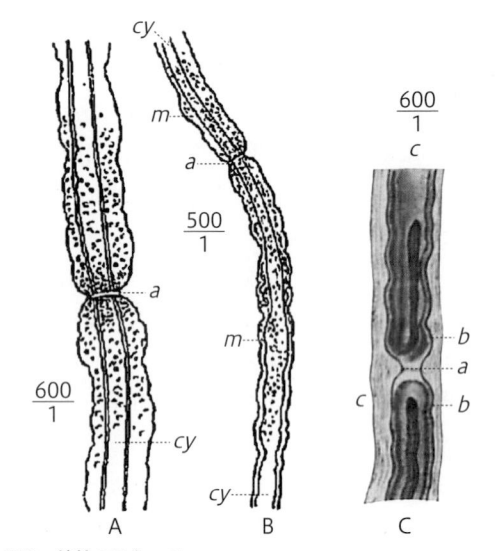

図3　絞輪のスケッチ
A, B) 成家兎の坐骨神経. カルミン液注入後 1 時間の神経線
維のスケッチ.
a：絞輪, m：顆粒状になったミエリン鞘, cy：軸索.
C) ヨーロッパアカガエルの坐骨神経. オスミウム酸染色.
a：絞輪の横縞, b：腫大したミエリン鞘, c：周囲の結合織.
（A：X600, B：X500, C：X600）

(Ranvier, 1872, 文献 2 を元に記号・数字を修正)

顕微鏡をいまだ軽視していた時代であったが, Ranvier は顕
微鏡での業績を共著で『病理組織マニュアル』[5], 単著で『組
織学手技書』[6] を出版し, 後者は英訳され英語圏でも数十年間
にわたって教科書として使用された. 1867 年からは Collège
de France（特別高等教育機関）で Claude Bernard に師事し,
その実験的な手法を組織学に取り入れていった. 1873 年に
École des hautes études（高等研究院）の組織学研究所長,
1875〜1911 年まで解剖学の教授を務め, 研究所には国内
外から多くの研究者を受け入れた. 1897 年には Édouard-
Gérard Balbiani とともにフランス初の組織学の医学雑誌

"Archives d'anatomie microscopique" を創刊した.

　Ranvier は実験材料として, モグラの頭, ヤモリの網膜, ヒルの胃袋の神経終末, ブタの鼻, カタツムリの筋, デンキエイの電気器官, サメエイの角膜, タツノオトシゴの筋など動物を多用し, リンパ管システム, 唾液腺, 赤血球の起源, 創傷治癒過程なども幅広く研究している. 家兎に透明の人工血清を注入して, 筋の赤い色が血液によるものでなく, 筋線維自体によるものであることを証明している. Ranvier は切断された神経の変性と再生, 皮膚・筋・角膜・感覚器官の神経終末, 骨組織の発生について熱心に研究し, その名が上皮の基底膜内のメラニン細胞でカテコールアミン顆粒を含む Merkel–Ranvier 触覚細胞, 感覚神経終末である Ranvier 触覚盤, 結合組織にみられるマクロファージである Ranvier 崩壊細胞 (clasmocyte), 骨の横径成長に関与する Ranvier 溝などにも残っている. 1897 年レジョン・ドヌール勲章(オフィシエ) を受け, 1886 年医学アカデミー会員, 1887 年科学アカデミー会員に選出されている. 生涯独身で, 1900 年 64 歳で引退した後の 22 年間は研究生活から完全に離れて, リヨンの北西約 11 km のロワール県 Vendranges に隠遁し, 1922 年 3 月 22 日 Thély という街にある自身の農園で誰にも気づかれることなく 87 歳で亡くなった.

　Ranvier は Virchow の細胞学説に感化され, 当時最新の機器であった光学顕微鏡を用いて Claude Bernard によるフランスの実験生理学とドイツの組織学とを融合させ, 組織生理学 (histophysiologie) という新しい分野を樹立した 19 世紀後半のフランスを代表する解剖学者であった.

文献

1) Ranvier LA : Contributions à l'histologie et à la physiologie des nerfs périphériques. *C R Acad Sci* 73 : 1168-1171, 1871.
2) Ranvier LA : Recherche sur l'histologie et la physiologie des nerfs. *Arch Physiol* 4 : 129-149, 1872.
3) Tasaki I : Electric stimulation and the excitatory process in the nerve fiber. *Am J Physiol* 126 : 380-395, 1938.
4) Ranvier LA : Considérations sur le développement du tissu osseux et sur les lésions élémentaires des cartilages et des os. Thèse de médecine, Paris, Adrien Delahaye, Libraire-Éditeur, 1865.
5) Ranvier LA, Cornil VA : Manuel d'histologie pathologique. Paris, Librairie Germer Baillière et Cie, 1876.
6) Ranvier LA : Traité technique d'histologie. Paris, Librairie F. Savy, 2nd ed. 1889.

Schwann cell

・末梢神経系のグリア細胞の一つ．別名，鞘細胞．
・発生期の神経細胞の生存や損傷した神経回路の再生に寄与する細胞．
・ドイツの生理学者，Schwann によって発見．

Schwann cell (Schwann 細胞) は，末梢神経の軸索を覆う Schwann 鞘とよばれる保護の層を形成している神経膠細胞 (グリア細胞) のひとつで，ドイツの著名な生理学者であった Schwann (1810〜1882) によって発見されている (図1)．Schwann 細胞は，神経インパルスの伝導と軸索再生に重要な役割を果たしている．

一部の Schwann 細胞は，絶縁体を構成する脂肪の一種であるミエリン (髄鞘) を形成して運動神経や一部の

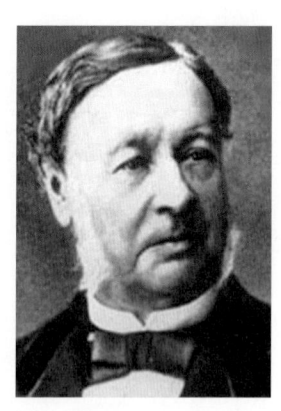

図1 Schwann

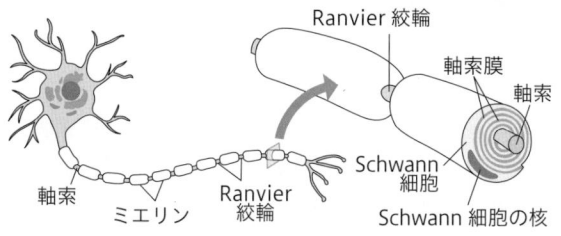

図2 有髄神経の構造 (右上は断面の拡大像)

感覚神経の太い軸索 (3〜15 μm) を覆っている (図2). Schwann 細胞が軸索を取り込んでミエリンを形成する過程[1]は特徴的で, 軸索と接している状態から軸索膜 m をつくり軸索を陥入させ (図3a, b), 次いで Schwann 細胞が軸索の周りで回転し, 外側軸索膜 m.e から螺旋状の薄層である内側軸索膜 m.i を形成していく (図3c). 1つのミエリンは約 100 μm の範囲で軸索を被覆しているので長さ1メートルの軸索にはほぼ1万

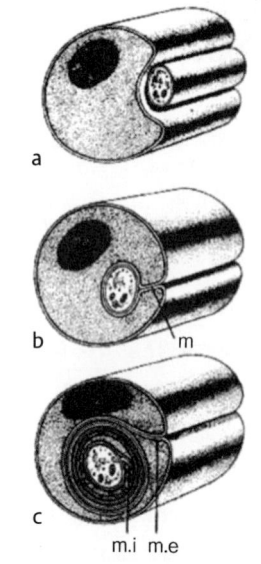

図3 Schwann 細胞によるミエリン形成の過程
(Kapandji, 2014)[1]

個の Schwann 細胞が存在していることになる. ミエリンには Ranvier 絞輪 (p.106) とよばれる切れ目があり, ここに高濃度のイオンチャンネルが分布して脱分極による活動電位が絞輪から絞輪へ飛び移る跳躍伝導を司っており, 無髄神経に比して約10倍の 50 m/秒の速さで神経インパルスを伝達することができる.

末梢神経の再生過程では, まず初めに Schwann 細胞が増殖してトンネルを形成し神経成長因子や神経栄養因子の豊富な環境をつくり, 好条件下では約1 mm/日の割合で軸索の再生を促す. また臨床的意義としては, 異常増殖によって神経鞘腫, 神経線維腫症などを呈し, あるいは欠損による脱髄で Charcot–Marie–Tooth 病 Type1, Guillain–Barré 症候群,

慢性炎症性脱髄性多発神経炎などの発症に関与している.

　Schwann は，正式な名前を Theodor Ambrose Hubert Schwann といい，1810 年 12 月 7 日，フランス第 1 帝政下のノイス (現ドイツ，デュッセルドルフのライン川右岸) で生まれている. 聡明な勤勉家で内向的な性格であり当初は神父を目指したが，自然科学に興味をもち，ケルンでイエズス会が経営するギムナジウム (中等教育機関) を卒業後，1829 年にボン大学に入学し，生殖器のミュラー管で著名な解剖生理学者の Johannes Peter Müller に師事した. 次いで 1831 年にヴュルツブルグ大学，1833 年にベルリン・フンボルト大学で医学や生理学を学び，1834 年にベルリン・フンボルト大学でヒヨコの胚発生における酸素の役割に関する研究で学位を取得している.

　1836 年，豚の胃液から肉を溶かす蛋白質を発見し，「消化」を意味するギリシャ語の πξψι (ペプトス) に因んでペプシンと命名している. この頃，Müller の提案で筋の特性や神経細胞に関する研究を始め，筋の張力・長さ曲線を初めて提唱し，上部食道に平滑筋が存在していることや末梢神経の周囲に繊細な細胞の被膜があることを発見している. また加熱処理で生物が発生しないことを証明し，これが後のパスツールによるアルコール発酵やリスターの消毒法の研究につながった. 1838 年，ベルリン・フンボルト大学で植物学者の Matthias Jakob Schleiden と出会い，植物と動物がともに細胞から成り立っていることで互いの意見が一致し，細胞説を提唱した (図 4)[2]. この大著は 1847 年に英国ロンドンの Sydenham Society によって英訳され出版されている[3]. 生物における化学的過程を意味する "metabolism (代謝)" という言葉も造語している.

Schwann は敬虔なカトリック教徒であったのでドイツからの大学招聘には応じず，1839年にベルギーのルーヴェン・カトリック大学で解剖学の教授となり，そして1848年からはやはりベルギーのリエージュ大学の教授となった．1845年に英国王立協会よりコプリ・メダル（科学業績に対して贈られる最も歴史のある賞），1875年にプロイセン王国よりプール・ル・メリット勲章を授与されている．質素な生活を送り，引退2年後の1882年1月11日，ドイツのケルンで脳卒中のため亡くなった．生まれ故郷のノイスには記念碑が建てられている．

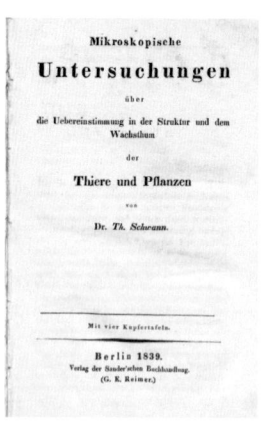

図4 細胞説の原著
(Schwann, 1839)[2]

Schwann は，動物組織の細胞構造の定理と近代組織学の創始者のひとりとして考えられている．植物と同様，動物においても生き物の基礎単位として細胞を定義しているのはSchwann の功績によっている．

文献

1) Kapandji AI：カパンジー　生体力学の世界　地球上の生物に共通する動きの仕組み（塩田悦仁 訳），医歯薬出版，2014，p500.
2) Schwann T：Mikroskopische Untersuchungen über die Uebereinstimmung in der Struktur und dem Wachsthum der Thiere und Pflanzen, Sander, Berlin, 1839.
3) Schwann T：Microscopical researches into the accordance in the structure and growth of animals and plants, The Sydenham Society, London, 1847.

Seddon classification

・末梢神経損傷を臨床所見から 3 型に分類.
・英国の整形外科医 Seddon が由来.

　Seddon classification(Seddon の分類)は,最も汎用されている末梢神経損傷の分類で,損傷の程度によって,neurapraxia (一過性神経伝導障害),axonotmesis(軸索断裂),neurotmesis(神経断裂)に分けられる.この分類は,英国の著名な整形外科医であった Seddon(図 1)の名前がつけられているが,Seddon 自身が述べているように,1941 年リバプール大学内科教授の Sir Henry Cohen によるギリシャ語からの造語である[1].Seddon が第二次世界大戦の戦傷者の膨大な末梢神経損傷症例をこの分類に基づいて詳しく報告したことから,その名がつけられ使用されている.ギリシャ語の $\alpha\pi\rho\alpha\xi\iota\alpha$ (apraxia)は作動停止 (non-action),$\tau\mu\eta\sigma\iota\varsigma$ (tmesis)は切断 (cutting)を意味している.したがって,neurapraxia は一過性の神経伝導障害で器質的にはほとんど異常がないもので,通常数時間から数週間で完全回復する.axonotmesis は軸索の断裂であり,神経内膜が保たれているので,これを通って軸索が再生し機能回復がみられるが長時間を要し,再生部位に Tinel 徴候 (p.124) がみられる.neurotmesis は神経の連続性が断たれた状態

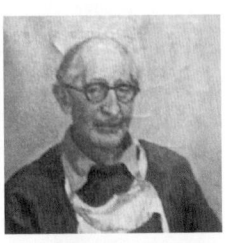

図 1 Royal National Orthopaedic Hospital の玄関にある肖像画 (Hugh Micklem 作)
(Merrick, 2010)[2]

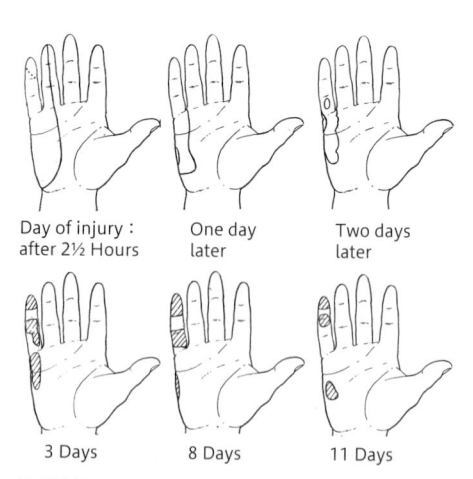

Day of injury:
after 2½ Hours

One day later

Two days later

3 Days

8 Days

11 Days

図2　尺骨神経の neurapraxia 後の感覚の変化
22 歳兵士で，右前腕内側の貫通銃創により受傷．環指と小指に電撃痛が走り，尺骨神経領域の完全麻痺を生じた．手術所見で神経周囲に出血がみられたが，神経と神経鞘はほぼ無傷であった．運動麻痺は 12 日後ほぼ完全に回復し，感覚も急速に回復した．
(Seddon, 1943)[1]

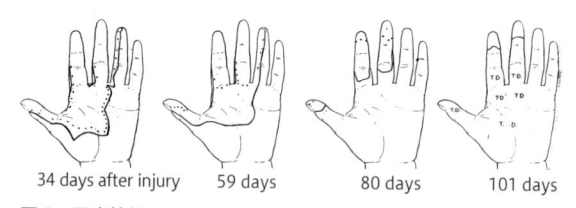

34 days after injury　　59 days　　80 days　　101 days

図3　正中神経の axonotmesis 後の感覚の回復過程
41 歳海軍軍医で，クリケットボールが左手背に当たり受傷．正中神経の完全麻痺を生じ，腫脹・疼痛が高度なため手術で血腫を除去したが，正中神経は肉眼的に正常であった．感覚は徐々に回復し，二点識別 (TD) は 4 カ月後に回復した．
(Seddon, 1943)[1]

で，過誤支配を生じ予後は不良である．後者の 2 つは損傷部より遠位で Waller 変性を生じる．Seddon は，neurapraxia と axonotmesis の症例の感覚回復の過程を報告している（図 2, 3）[1]．

　Seddon は正式な名前を Herbert John Seddon といい，Union Cold Storage Company の商社員であった John Seddon の長男として 1903 年，イングランド中部の工業都市 Derby で生まれている．マンチェスターで教育を受け，1928 年，ロンドン大学の St. Bartholomew's Hospital Medical College を優秀な成績で卒業し金メダルを授与されている．1930 年に米国のミシガン州南東部の Ann Arber に外科のインストラクターとして赴任した．ここで Mary Lytle と出会い，翌年結婚している．

　1939 年，第二次世界大戦が勃発したため，妻子を残して帰国しロンドン近郊のスタンモアにできた Royal National Orthopaedic Hospital の分院にレジデントとして 8 年間在籍した．この間，脊椎カリエスとポリオによる脊髄性小児麻痺の臨床と研究に従事した．Pott 麻痺の原因が後弯ではなく，椎間板に生じた膿瘍が前方から脊髄を圧迫するためであることを明らかにし，その後の前側方除圧術式の開発につながった．

　1940 年，37 歳で股関節の術式で著名な Gathorne Girdlestone の後任として，オックスフォード大学整形外科の教授に任命された．オックスフォードでの 8 年間のうち 6 年間は第二次世界大戦中であり，多数の戦傷者のための末梢神経損傷ユニットを創設して治療にあたった．当時ユダヤ系の外科医であった Ludwig Guttmann は，ドイツから英国へ亡命しオックスフォード大学で Seddon と働いたが，すでにドイツで医師としての教育を受け豊富な経験を積んでいたので，Seddon とは意見が合わず，Stoke Mandeville にできた脊髄損傷専門病院へ移った[2]．

　1948 年，英国整形外科の開祖である William John Little

(1810–1894) が設立したロンドンの伝統ある Royal National-al Orthopaedic Hospital に Institute of Orthopaedics が創設され，初代主任に任命された．当時英国の植民地であった地中海のマルタやインド洋の Mauritius でポリオの流行があり，たびたび赴いて治療の指導にあたった．この際，現地の職人でも作成できる簡単な変形予防のための "Mauritius splint" を考案している．この他，エジプト・ケニア・ウガンダ・ナイロビ・ナイジェリアなど，アフリカ諸国へも人道的な医療支援を行った．1956 年に共著で『Pott's paraplegia』[3] を上梓している．神経修復と神経移植の研究を精力的に行い，今日の末梢神経外科の基礎を築いた．1960 年，英国整形外科学会会長に選出され，1964 年に女王によって授爵された．

　1967 年，65 歳で引退したが，研究と執筆活動は続けた．1971 年に 30 年来の課題であった末梢神経損傷に関する大著『Surgical Disorders of the Peripheral Nerves』[4] を 2,500 例に及ぶ膨大な資料をもとに上梓し，世界的な名声を得た．海外から多くの留学生を受け入れており，日本からは東京大学整形外科の第 4 代教授津山直一先生が 1955〜1956 年にかけて留学して Seddon に師事した．帰国後，本書を翻訳し『末梢神経障害：病理・診断・治療』のタイトルで出版している[5]．

　温厚誠実な性格で，手術は綿密な計画を立て，正確で根気よく丁寧に行い，神経縫合に 5 時間以上かけることもあった (図 4)．その場で正確で詳細な手術所見を記載することを心がけ，この科学的な姿勢が大著の完成につながった．一方，弟子には厳格に指導し，周囲からは "cold fish" と揶揄されていた．仏語が流暢で，パリ大学 Cochin 病院の Robert Merle d'Aubigné とは家族ぐるみの親交があり，英仏間で若

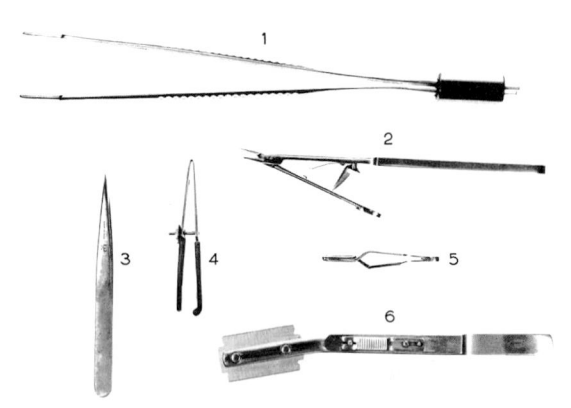

図4　末梢神経手術で Seddon が 使用していた手術器具（2 は自作の持針器）

(Seddon, 1972)[4]

い医師の交換留学制度を 1956 年に創設した．英国首相チャーチル(1874〜1965)は晩年，第 5 胸椎圧迫骨折(86 歳)，大腿骨転子部骨折 (88 歳) をきたしたが，この際 Seddon が治療している．チャーチルから銀のかごに入った葉巻 50 本をもらい，返事には外科の創始者である Ambroise Paré の金言 "Je le pansai, Dieu le guérit (我包帯す，神癒し賜う)" を引用している．多くの趣味をもち，若い頃は登山を愛し，自宅の庭にはバラやダリアを植え，菜園でサクランボ・スモモ・リンゴなどを育てていた．写真を好み，後年はこれらを題材に油絵をよく描いていた[2]．1977 年 12 月 21 日に腸管がんにより 74 歳で死亡した．

　Seddon は，脊椎カリエス，ポリオ，そしてとりわけ末梢神経障害の治療において顕著な功績を残した 20 世紀を代表する英国の整形外科医であった．

文献

1) Seddon HJ：Three types of nerve injury. *Brain* **66**(4)：237–288, 1943.
2) Merrick J：Sir Herbert Seddon and the book he nearly didn't write. Fugit Press, London, 2010.
3) Griffiths Dll, Seddon HJ & Roaf R：Pott's paraplegia, Oxford University Press, London, 1956.
4) Seddon HJ：Surgical Disorders of the Peripheral Nerves, 1st ed, Churchill Livingstone, Edinburgh and London, 1972.
5) Seddon HJ 著，東京大学医学部整形外科学教室末梢神経グループ訳：末梢神経障害：病理・診断・治療，南江堂，1978.

Syme amputation

・下腿骨を足関節面直上で切断し，踵部の皮膚弁で断端形成する機能的に優れた足部切断法．
・スコットランドの外科医，Syme が考案．

　Syme amputation (Syme 切断) は，距腿関節レベルで足部を切断する手技である．まず足関節背側皮膚に切開を加え（図1），足部を底屈させて離断し，手術用ノコギリで脛骨関節面のすぐ近位側を地面と水平になるように切り落とし，踵部皮膚が断端を覆うようにした．現在では，内外果部に一部トリミングを加える．Syme 切断の利点は断端で直接荷重することができ，残存する下肢が長く十分な推進力を保持でき，正常に近い歩行能力を有するのが特徴である．欠点としては断端末端部が膨隆し外観が不良であり，義足を作製しても足

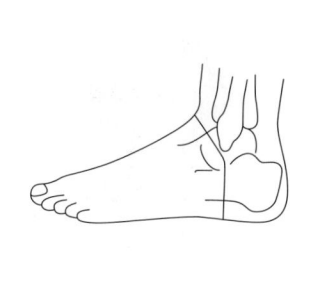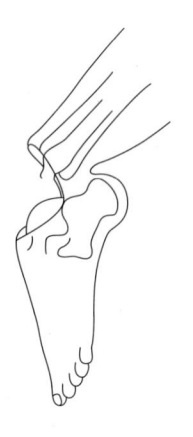

図　Syme 切断の皮切

関節部が太くなり，わが国では女性には禁忌であるのが定説である．

この Syme 切断に関して，Harris の論文[1]をもとに歴史的経過を紹介する．James Syme は 1799 年スコットランドのエディンバラに生まれた．1815 年にエディンバラ大学に進学し，解剖学を学び，その後は外科にも興味をもつようになった．1823 年にはエディンバラ大学で解剖学の講義を担当し，外科の研究員にもなった．1825 年には解剖学の他に，外科の講義も担当するようになり，解剖学からは手を引いた．1829 年には私的な外科病院を開設したが，1833 年にエディンバラ大学の臨床外科教授になり，1848 年にはロンドン大学の臨床外科教授になったが，すぐに辞職しエディンバラ大学に戻り教育と手術に活躍し，1870 年にエディンバラで没した．

足関節の切断に関する最初の論文は，1843 年に掲載された"Amputation at the ankle joint"である[2]．図 2 はその頃の Syme の肖像画と推定される[1]．論文掲載の 1 年前に，Syme は距骨の化膿性疾患（恐らく結核）の患者に対し，この足関節離断を行い，ドレナージを要する膿瘍であったにもかかわらず創部はしだいに治癒し，断端荷重もできるようになり，ブーツや義足の適合も良好であった．Syme が論文を書いた当時の手術は，およそ 4 割の患者が術後に敗血症で死亡する時代であり，術後の

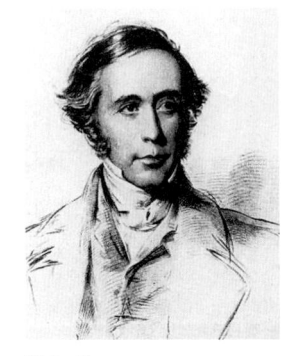

図 2　Syme

死亡をいかにして減らすかが最大の課題であった．Joseph Lister が術後の化膿や敗血症は傷口で血液が腐敗することが原因で生じることに気づき，石炭酸を用いた無菌外科手術を開始したのは，Syme 切断の論文が掲載されてから 22 年後のことであった．消毒法がヨーロッパで広く実施されるようになったのが 1880 年代であり，術後の感染症は明らかに減少した．また，William Morton がマサチューセッツ総合病院で最初にエーテル麻酔を用いた手術を行ったのが 1846 年であり，この論文の掲載 3 年後であった．したがって，Syme 切断が考案された頃は，消毒法が確立されておらず，鎮痛や麻酔が十分ではない時代であり，患者や医師にとって大変厳しい状況のもとでの成果であった．

　Syme は Syme 切断の利点として，①死亡リスクを減らすこと，②不快感のない断端であること，③歩行に適切で有用であることを挙げた．当時の下腿切断後の死亡率は 25〜50％といわれていたが，Syme は 20 例近い Syme 切断を実施して完全な成功を収めたと記載し，死亡リスクを著しく改善させた．Syme が利点の第 1 に挙げた死亡リスク減少は，医学の進歩により Syme 切断の目的ではなくなったが，Syme 切断は，今日でも，義足の足関節部がやや大きくなることを除けば，断端荷重と歩行機能に優れた切断であるといえる．

文献

1) Harris RI：Syme's amputation：The technical details essential for success. *J Bone Joint Surg Br* 38-B：614-632, 1956.
2) Syme J：Amputation at the ankle joint. *London and Edinburgh Monthly J Med Sci* 3：93, 1843.

Tinel sign

- 損傷を受けた末梢神経線維の再生過程でみられる徴候.
- フランスの神経学者, Tinel が由来.

　Tinel sign (Tinel 徴候) は, 損傷を受けた末梢神経が回復途上にあることを示す徴候である. この徴候を初めて記載したのは, ドイツの生理学者である Paul Hoffmann (Hoffmann 反射を報告したドイツの神経学者 Johann Hoffmann とは異なる人物) で, 1915 年の 3 月のことであった[1]. 同じ年の 10 月にフランスの神経学者である Jules Tinel が報告し[2,3], Tinel 徴候とよぶことが多いが, ドイツ語圏では Hoffmann–Tinel zeichen (sign) とよばれている. なお Tinel 徴候に類似した徴候の記載は, 1906 年に英国の外科医 Trotter と Davies により既に行われている[4].

　Tinel (図) は 1879 年にフランス西部 Normandie 地方の Rouen で生まれた. 彼はパリで Dejerine–Sottas 病など, 多くの業績で知られる神経科医の Joseph Jules Dejerine らのもとで学び, 1910 年に梅毒の神経病変に関する研究で学位を取得した. 1914 年に Le Man の神経センターの長となり, 翌年に Tinel 徴候に関する論文を発表している. その

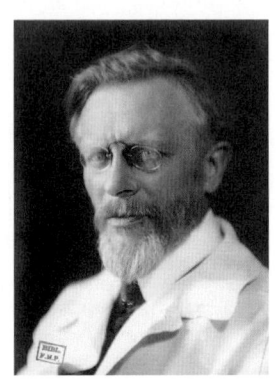

図　Tinel
(Pietrzak et al, 2016)[5]

後，全身の皮神経分布に関する本の刊行，褐色細胞腫の疾患概念の確立などに貢献し，1952年に心不全で亡くなった．

Tinelの論文にあるfourmillementは，英語ではpins and needlesとかtingle（ヒリヒリ，チクチク，ジンジン）と訳され，またsensation de fourmillementはformication（蟻走感：アリが皮膚を這っているような感じ）と訳される．すなわち，損傷を受けた末梢神経を軽く叩打圧迫すると，その神経が支配する末梢の領域に異常感覚が出現し，軸索再生が生じている場合は，叩打圧迫により異常感覚を生じる部位が徐々に末梢に伸びていく．この現象をTinel徴候とよぶことが多い．手根管症候群において手根管部を叩打すると正中神経支配領域に放散痛を生じるように，絞扼性神経障害の診断に本徴候を用いる場合もあるが，これは神経再生を診ているわけではないのでTinel徴候とよぶべきではなく，Tinel様徴候とかTinel検査と呼称する，という考えもある．

文献

1) Hoffmann P et al：The Hoffmann-Tinel sign. 1915. *J Hand Surg Br* **18**：800-805, 1993.
2) Tinel J：Le signe du fourmillement dans les lésions des nerfs périphériques. *Presse médicale* **47**：388-389, 1915.
3) Spinner M（原 徹也・他監訳）：J. Tinelの"Fourmillement"に関する研究．手の末梢神経障害，第2版，南江堂，1981，pp8-12.
4) Trotter W, Davies HM：Experimental studies in the innervation of the skin. *J Physiol* **38**：134-246, 1909.
5) Pietrzak K et al：Jules Tinel (1879-1952). *J Neurol* **263**(7)：1471-1472, 2016.

Trendelenburg sign

- ・股関節障害の診断に用いられる検査項目の１つ.
- ・患肢での片足立ちの際, 健側の骨盤が下降する現象.
- ・ドイツの外科医, Trendelenburg が由来.

Friedrich Trendelenburg は, 1844 年にベルリンで生まれたドイツ人の外科医である (**図 1**). 1895 年に, 「Ueber den Gang bei angeborener hüftgelenkluxation」というタイトルの論文を発表した. 直訳すれば, 「先天性股関節脱臼の歩き方について」となる (現在の用語としては発育性股関節形成不全が用いられるが, ここでは, 原著のタイトル通り先天性股関節脱臼を用いる). 当時, 先天性股関節脱臼の症例の歩行が, 体を左右に振るような歩容であることは, 既に認識されていた. なぜ, そのようになるかについて, Dupuytren は, 「glissement vertical」(これも直訳すれば「垂直滑走」) のためであるとしていた. つまり, 完全に脱臼した大腿骨頭が腸骨上を垂直方向に滑ることが, 荷重するごとに繰り返され, 体が左右に揺れると考えていたのである. しかし, Trendelenburg は, 体の揺らぎの原因はそれだけではないと考えた. そして, 健常者

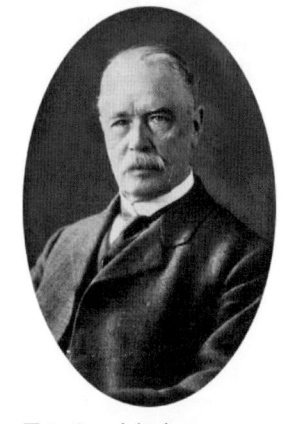

図 1　Trendelenburg

と先天性股関節脱臼の患者を裸にして歩かせ，写真を撮影し，詳細に観察する研究を行った．図2に示すように，正常では，立脚側の足の上に重心が来て，中殿筋と小殿筋と大殿筋の一部が骨盤を支え，反対側に傾くことを防いでいる．しかし，図3に示すように，両側の先天性股関節脱臼の女児では，上半身は立脚側に傾くが，骨盤は反対側（遊脚側）に傾いていることがわかる．どちらの脚で立っても同様であることがみてとれる．この所見がTrendelenburg sign（Trendelenburg徴候）であり，股関節外転筋不全の存在を示している．股関節外転筋不全の原因として，図2の右の図のように骨盤の前傾と腰椎前弯が増強し，筋の短縮が起こることに言及している．また，この写真を撮るにあたって，助手をしてくれたPerthes（後にPerthes病の報告を行った）に謝辞を述べてい

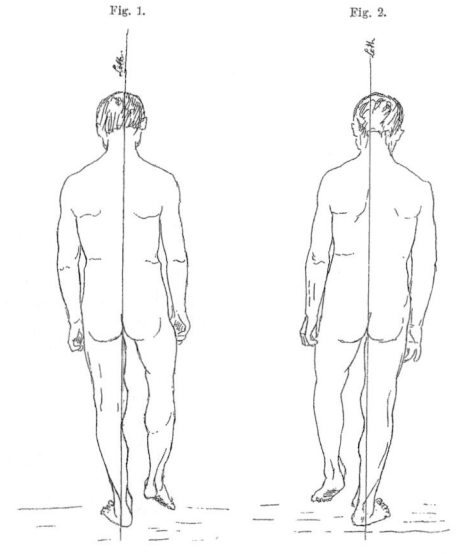

図2　健常人の片脚立位時の姿勢（原著では Fig. 1, 2）

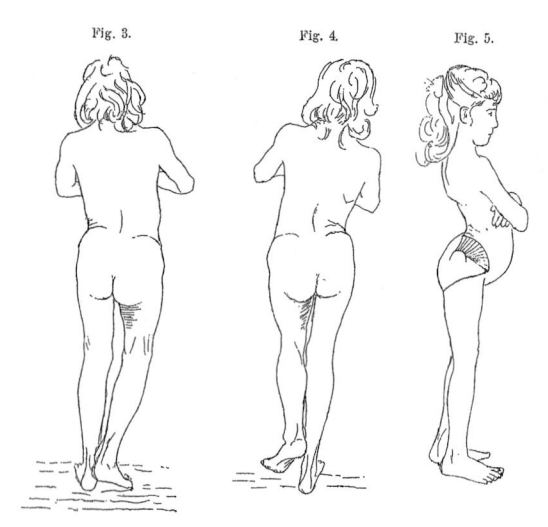

図3 両側先天性股関節脱臼の女児の片脚立位時の姿勢（原著では Fig. 3〜5）

るのが興味深い．なお，Trendelenburg は，論文中に Duchenne (p.55) が同様の現象を述べていたように思うと言及しているが，その違いなどについての詳細な考察は書かれていない．

文献

1) Trendelenburg F：Ueber den Gang bei angeborener Hüftgelenk-sluxation. *Deutsche Medicinische Wochenschrift* 21：21-24, 1895.

von Recklinghausen disease

・カフェ・オ・レ斑と神経線維腫を主徴とし，また骨や眼，神経などに多様な症状が現れる遺伝性の疾患．
・ドイツの病理学者，von Recklinghausen が由来．

　Friedrich Daniel von Recklinghausen はドイツの病理学者であり，2つの疾患，すなわち神経線維腫症 I 型 (neurofibromatosis type I；NF1) と，副甲状腺腫瘍による骨格系の変性である囊胞性線維性骨炎 (osteitis fibrosa cystica, 線維性骨異形成症ともよぶ) で有名であり，前者を神経 Recklinghausen 病，後者を骨 Recklinghausen 病とよぶこともある (図1)．一般に von Recklinghausen disease (von Recklinghausen 病，または Recklinghausen 病) とは，神経線維腫症 I 型を指す．

　von Recklinghausen は 1833 年にドイツのウェストファリア地方の Gütersloh で生まれた．Bonn 大学，Würzburg 大学で医学を学んだ後ベルリン大学に移り，著名な病理学者である Rudolf Virchow のもとで病理解剖学を学び，博士号を取得している．その後ウィーン，ローマ，パリを転々とした後，1865 年に Königsberg 大学，1866〜1872 年には

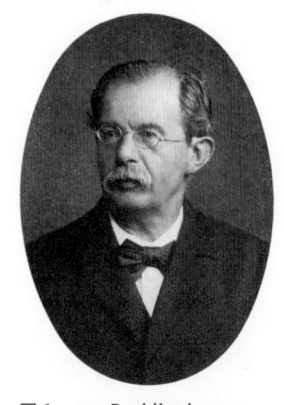

図1　von Recklinghausen

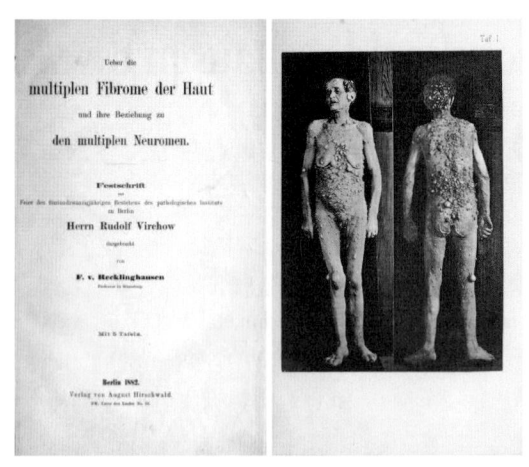

図 2　von Recklinghausen 病について取り上げた書籍の表紙と患者像
(von Recklinghausen, 1882, 文献 1, Open Library, 文献 2)

Würzburg 大学で病理学の教授を務めた．その後 1906 年まで 30 年以上にわたり Strasbourg 大学教授を務めている．

　Strasbourg 大学にいた 1882 年に彼は過去の論文をレビューし，さらに 2 名の患者の詳細な記述を加えた．この中で彼は，von Recklinghausen 病における腫瘍を神経細胞と線維組織が混在する神経線維腫であると述べ，後に神経線維腫症 I 型とよばれる疾患の概念を確立した．このドイツ語で出版された本は 138 ページにわたる大作で，患者の全身像と，いくつかの病理組織像が示されている (**図 2**)[1,2]．

　彼の仕事はこれら以外にも多岐にわたっており，ヘモクロマトーシスにおける鉄の沈着，結合組織内のリンパチャンネル，細胞間結合の銀による染色などを報告し，1886 年には二分脊椎の解剖に関する初めての詳細な報告もしている．

　1906 年で引退した彼は，1910 年に Strasbourg で死亡した．

76 歳であった．彼の息子 Heinrich von Recklinghausen (1867–1942) は，血圧の研究と血圧計の開発で有名な生理学者である．

文献

1) von Recklinghausen F：Ueber die multiplen Fibrome der Haut und ihre Beziehung zu den multiplen Neuromen, August Hirschwald, Berlin, 1882.
2) Open Library：Ueber die multiplen Fibrome der Haut und ihre Beziehung zu den multiplen Neuromen：https://openlibrary.org/books/OL24780741M/Ueber_die_multiplen_Fibrome_der_Haut_und_ihre_Beziehung_zu_den_multiplen_Neuromen

Wallenberg syndrome

- ・頭蓋内椎骨動脈の閉塞が原因で起きる延髄外側部の障害.
- ・別名，延髄外側症候群.
- ・ドイツの医師，Wallenberg が由来.

　神経学の先駆者が脳幹の局所病変によって生じる症候群を論文に記載している．それらの症候群のいくつかは結核腫や腫瘍などがその原因であり，病変部位は血管支配には一致していなかった．現代では脳幹病変例の原因はその多くが梗塞である．このため，記載されている症候群の症状が再現されないなどのミスマッチが起こり得る．また，現代の教科書におけるそれら症候群の記載が，オリジナルの報告とは異なる場合もある．しかしその中にあってなお燦然と輝いているといってよいのが，この Adolf Wallenberg（図）による Wallenberg syndrome（Wallenberg 症候群）である．その原典[1]の記載には，今でもなおほとんど付け加える必要がないのである．

　Wallenberg 症候群は延髄外側症候群ともよばれる．同様の報告はそれまでにもなされていたが，Wallenberg は記載を追加して症状をより詳細に述べている．最初の例は 38 歳の男性であり，めまいで発症した．

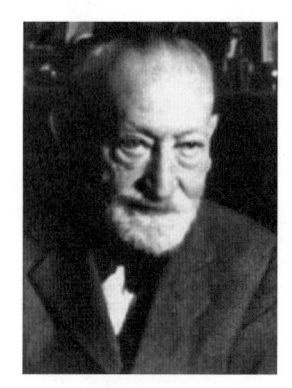

図　Wallenberg

(LITFL)[2]

顔と体の左側に痛みと痛覚過敏があり，右上下肢と右側の体幹に痛覚と温度覚の低下があったが，触覚は保たれていた．さらに嚥下障害があり，左側の軟口蓋の動きの低下があり，左反回神経の麻痺があった．左上下肢の失調もみられた．そこで Wallenberg は病変部位が延髄外側にあり，その当時の解剖学的所見をもとに，それが後下小脳動脈の灌流部位にあると推定した．さらにその後剖検にてそのことを確認している．

現在では，この延髄外側症候群は後下小脳動脈の閉塞ではなく，その多くが椎骨動脈の閉塞によって生じるとされる．またわが国では，この症候群をみたら椎骨動脈解離を疑ってその有無を検査すべきであるといわれている．脳の CT の時代にはこの病変を見い出すことはほとんど不可能であったが，脳の MRI の出現後，明瞭に延髄病変が描き出されるようになった．しかし梗塞当日は MRI でわからない場合もあり，この症候群が強く疑われる場合は，翌日などに MRI を再検査することが必要である．

MRI で病変が確かめられた延髄外側が障害されて出現する症状でよくみられるものは，回転性めまい，嘔吐，構音障害，嚥下障害，病巣側の小脳性運動失調，Horner 症候群，病巣側の顔面と対側の上下肢体幹の温痛覚の喪失である．それらの症状は延髄外側にある以下の構造，前庭神経核およびその核と小脳などの連絡路，疑核と舌咽神経迷走神経，下小脳脚と前脊髄小脳路，交感神経下行路，三叉神経脊髄路および三叉神経脊髄路核，外側脊髄視床路，これらの障害で生じると考えられている．

Wallenberg は 1862 年ドイツ生まれで，幼少の頃はよくバイオリンを弾いていたという．医学をハイデルベルクなど

で学び，生まれ故郷近くのダンツィヒで長く臨床医として働いた．その後ナチスの執拗な妨害に遭い，1938年にオックスフォードへ移った．さらに米国へ渡ったが，1949年に亡くなっている．自身の名前がついたこの症候群が最も有名であるが，他にも脊髄灰白質炎，神経解剖学などに重要な著作がある．Wallenbergは病歴や診察を重視して，臨床と剖検を突き合わせることの必要性を強調した．その人柄は大変慎み深く心の暖かい人であったという．

文献

1) Wallenberg A：Acute Bulbäraffection (Embolie der Arteria cerebelli post inf sinistra?). *Arch Psychiat* **27**：504-540,1895.
2) LITFL：Adolf Wallenberg：https://litfl.com/adolf-wallenberg/

Wernicke aphasia

- 主として左脳後部の言語野の病変により起こる流暢性失語.
- 別名，感覚性失語.
- ポーランドの精神科医，Wernicke が由来.

Carl Wernicke (図 1) は，自らの勤務する病棟に入院中の59 歳の女性患者 Susanne Adam を診察した．この患者は最初内科病棟に入院していたが，運動麻痺などもなく，無意味な言葉を喋るだけであったため，錯乱状態と診断されて精神科に転科された．彼女は話しかけられてもそのことをまったく理解しない．自分の名前を呼ばれても，他人の名前を呼ばれても「はい」という．一見錯乱状態のようにみえるが，Wernicke は彼女が精神障害者ではなく失語症患者であると見抜いた．発語にも言い誤りや，理解不能な言葉が多く，言語によるコミュニケーションはできなくなっていたにもかかわらず，状況判断の能力は十分保たれており，物品の使用法も正しく，礼儀正しく落ち着いていたからである．Wernicke が診察した今でいう Wernicke aphasia (Wernicke 失語) を呈する患者のうち 1 例が剖検され，左上側頭回の後半部分に梗塞が認められた．この部分が後に Wernicke 野と

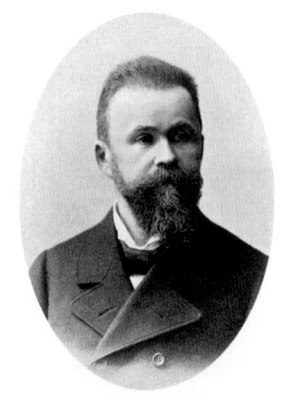

図1　Wernicke

よばれるようになった．

　現在 Wernicke 失語の特徴とされるのは，言語理解能力の障害，発話時における語選択の障害，そして錯語である．これに対し，発話の流暢性はよく保たれており，個々の語音は明瞭で，抑揚やリズムも健常者と変わりがない．

　Wernicke は，Broca (p.23) が見い出した型とは異なる失語型をたまたま経験し，その失語型を記載したことが評価されているのではなく，このような失語型があると最初から想定し，この Susanne Adam の例などを，その求める例であるとしたことこそが重要と考えられる．

　Wernicke は弱冠 26 歳のとき，『失語症候群─解剖学的基礎に立つ心理学的研究』という本を執筆した (図2)[1]．その中で Wernicke は「脳の均一性」という考え方は拒否し，また大脳皮質の個々の領域がそれぞれある精神作用を営むという考え方も採用しなかった．聴覚，視覚などは局在する，ただ，そういった基本的な能力を超える心的機能は，皮質の特定の箇所を相互に連結する連合系の働きによってなされると考えた．この考えのもとには，Wernicke の師である Mynert の存在とその時代の先端をいく生理学的および解剖学的知見があった．

　Wernicke はローランド溝より前に位置する脳の領域は運動領域であり，後ろの部分は感覚領域であると指摘した．Broca が見い出した左下前頭回の Broca 野は舌や口の運動領域に近い．Broca 野では構音の運動表象が営まれており，それが障害され運動失語が生じる．Broca が見い出したタイプの失語とは異なる失語が，聴覚投射領域に近い脳の後方に位置する部分の障害によって生じ得る．現在 Wernicke 野とよばれる部分には，言葉の聴覚イメージが蓄えられているの

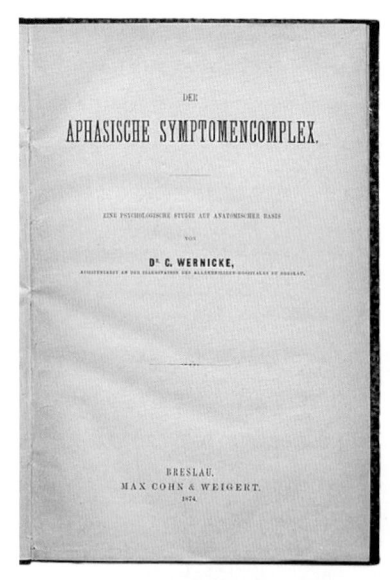

図2　Wernicke の著書『Der aphasische Symptomencomplex（失語症候群）』

で，理解と産生の障害を伴う感覚性失語が生じる．これらのことをいわば演繹的に考え出したのがWernickeである．

　Wernicke は Wernicke 野と Broca 野を結ぶ回路があり，それが話された言葉と話す言葉とをつなぐ回路であるとした．そしてそれが障害されて伝導失語が生じると推定した．この伝導失語においては，2つの中枢そのものは障害されていない．Wernicke は「話すことは流暢で，Wernicke 失語と同様の話し方となる，聞いて理解することは保たれる」としたが，後に Lichtheim は復唱が障害されると推定した．実際そのような失語が存在するのである．

　このように，言語処理の神経学的モデルを最初につくったのは，Broca ではなく Wernicke であった．検証可能な枠組

みを呈示し，言語の異なる要素が大脳の異なる領域で営まれるということを述べ，その後の失語研究のみならず，失行などを含めた神経心理学の発展に大きな影響を与えた．

　Wernicke は 1848 年現在のポーランドの小都市で生まれ，Breslau 大学で医学を学んだ．その後ウィーン大学で精神科医の Meynert に師事した．その後 Breslau に戻って『失語症候群』を 1874 年に発表する．その後順風満帆であったかというとそうではなく，1904 年 Halle 大学に精神科の教室の教授として就任し，これからようやく安定した研究活動を行えると思われた矢先 1905 年不慮の事故で命を落としてしまう．病的な頑固さと自ら認める性格で，人間関係では衝突が多かった．しかし Wernicke 脳症，Wernicke–Mann の肢位など失語症学以外にも大きな貢献をした．

文献

1) Wernicke C：Der aphasische Symptomencomplex. Eine psychologische Studie auf anatomischer Basis. Cohn und Weigert, Breslau, 1874.

索引

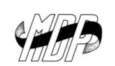

リハビリテーション用語の起源を訪ねる　ISBN978-4-263-21882-2

2019年12月20日　第1版第1刷発行

編著者　芳　賀　信　彦

発行者　白　石　泰　夫

発行所　医歯薬出版株式会社

〒113-8612　東京都文京区本駒込1-7-10
TEL. (03)5395-7629(編集)・7616(販売)
FAX. (03)5395-7609(編集)・8563(販売)
https://www.ishiyaku.co.jp/
郵便振替番号　00190-5-13816

乱丁,落丁の際はお取り替えいたします　　印刷・教文堂／製本・皆川製本所